PALÄO-DIÄT

Abnehmen Mit Steinzeit Ernährung, Pur Und Gesund

(Paleo-diät Rezepte - Vorteile Der Intermittierenden Fasten Und Paleo-diät)

Alexander Schuster

Herausgegeben von Alex Howard

© **Alexander Schuster**

All Rights Reserved

Paläo-diät: Abnehmen Mit Steinzeit Ernährung, Pur Und Gesund (Paleo-diät Rezepte - Vorteile Der Intermittierenden Fasten Und Paleo-diät)

ISBN 978-1-77485-029-9

☐ Copyright 2021- Alle Rechte vorbehalten.

Dieses Dokument zielt darauf ab, genaue und zuverlässige Informationen zu dem behandelten Thema und Themen bereitzustellen. Die Publikation wird mit dem Gedanken verkauft, dass der Verlag keine buchhalterischen, behördlich zugelassenen oder anderweitig qualifizierten Dienstleistungen erbringen muss. Wenn rechtliche oder berufliche Beratung erforderlich ist, sollte eine in diesem Beruf praktizierte Person bestellt werden.

- Aus einer Grundsatzerklärung, die von einem Ausschuss der American Bar Association und einem Ausschuss der Verlage und Verbände gleichermaßen angenommen und gebilligt wurde.

Es ist in keiner Weise legal, Teile dieses Dokuments in elektronischer Form oder in gedruckter Form zu reproduzieren, zu vervielfältigen oder zu übertragen. Das Aufzeichnen dieser Veröffentlichung ist strengstens untersagt und jegliche Speicherung dieses Dokuments ist nur mit schriftlicher Genehmigung des Herausgebers gestattet. Alle Rechte vorbehalten.

Die hierin bereitgestellten Informationen sind wahrheitsgemäß und konsistent, da jede Haftung in Bezug auf Unachtsamkeit oder auf andere Weise durch die Verwendung oder den Missbrauch von Richtlinien, Prozessen oder Anweisungen, die darin enthalten sind, in der alleinigen und vollständigen Verantwortung des Lesers des Empfängers liegt. In keinem Fall wird dem

Verlag eine rechtliche Verantwortung oder Schuld für etwaige Reparaturen, Schäden oder Verluste auf Grund der hierin enthaltenen Informationen direkt oder indirekt angelastet.

Der Autor besitzt alle Urheberrechte, die nicht beim Verlag liegen.

Die hierin enthaltenen Informationen werden ausschließlich zu Informationszwecken angeboten und sind daher universell. Die Darstellung der Informationen erfolgt ohne Vertrag oder Gewährleistung jeglicher Art.

Die verwendeten Markenzeichen sind ohne Zustimmung und die Veröffentlichung der Marke ist ohne Erlaubnis oder Unterstützung durch den Markeninhaber. Alle Warenzeichen und Marken in diesem Buch dienen nur zu Erläuterungszwecken und gehören den Eigentümern selbst und sind nicht mit diesem Dokument verbunden.

INHALTSVERZEICHNIS

KAPITEL 1: DIE PALEO- ODER STEINZEITDIÄT 1

KAPITEL 2: SCHWÄCHEN IN DER ARGUMENTATION, STÄRKEN IN DER PRAXIS 24

KAPITEL 3: NENNEN SIE ES EINEN ERNÄHRUNGSALBTRAUM 27

- FRISCH ZUBEREITETE WURSTPASTETEN 31
- SPECK UND GUACAMOLE IN GURKENBOOTEN 32
- EIER IN SALATKÖRBEN 34
- PULPY ANANASSAFT 35
- LEICHTES FISCHCURRY 36

GRÜNER APFEL GEWÜRZ SMOOTHIE 39
SÜßE KARTOFFEL-FRÜHSTÜCKS-PFANNE 40
BANANEN NUSS BROT 41
KOKOSNUSS KÜRBISSUPPE 43
ZAB-SUPPE (ZUCCHINI, RUCOLA, BASILIKUM) 44
PALEO-FRÜHSTÜCKSWAFFELN 45
FRÜHLINGSOMELETTE MIT RÄUCHERLACHS UND SALAT 47
ZUBEREITUNG 48
GERÖSTETES LOW-CARB-MÜSLI 49
ZUBEREITUNG 49
TOPINAMBUR-BAUERNFRÜHSTÜCK 51
MATCHA-ENERGIE-BÄLLCHEN 53
SCHWEINEFLEISCH NACH SZECHUAN ART 54
BLUMENKOHLCURRY MIT ERBSEN 56
MANGOLD-BÄRLAUCH-NUDELN 58
WOK-RATATOUILLE 60
SHIRATAKI-NUDELN MIT SPARGEL 62
EIERGRATIN MIT SCHALOTTEN 64
BOHNEN IN SAHNE-SENF-SAUCE 66
FEUERKARTOFFELN 68
SCHMACKHAFTE HÄHNCHENMUFFINS 70
KOKOSKUCHEN 72

Paleo Kürbis Tassenkuchen	73
Kokos – Honig Knuspermüsli	74
1 Stunde backen, ab und zu umrühren. Leckeres Nuss-Obst-Frühstück	75
Speck und Süßkartoffeln	77
Toller Zucchini-Aufstrich	78
Tomaten-Spinat-Frühstücksmischung	80
Toller Eierauflauf	81
Pilzaufstrich	83
Verrückter Leckerer Pudding	85
Spezielles Dessert	87
Einfache Kürbiskuchen	88
Cooler Pudding	90
Karotten Dessert	92
Tapioka-Pudding	93
Spezielle Karottenbeilage	94
Leckere Okra	95
Licht Brüssel Sprossen Beilage	97
Einfache Fenchelbeilage	98
Leckere Beilage	99
Leckerer Blumenkohl und Minzreis	101
Blumenkohlrisotto und Artischocken	102
Erfrischender Zucchini-Snack	104
Unglaubliche Hühnchen Vorspeise	105
Exotische Sardellen	107
Beliebte Garnelen Vorspeise	109
Toller Grüner Dip	111
Roter Pfefferaufstrich	113
Einfache und Leckere Zucchini-Nudeln	115
Perfekter Hühnereintopf	117
Einfache Artischockensuppe	119
Kabeljaufilets und Orangensauce	121
Spezielles Schweinefleisch und Sauce	123
Mandelfrühstückskekse	125
Wildes Pilz und Spargel Omelett	126
Paleo Burger	128
Pakistanisches Rindfleisch Curry	129

PALEO KAFFEE	131
LECKERER REISSALAT	133
PUDDING MIT CHIASAMEN UND BEEREN	135
CURRY BROKKOLI HAPPEN	137
BOK CHOY QUINCHE	138
THAI KOKOSNUSSSUPPE	139
WURSTPFANNE MIT GEMÜSE	140
HACKBÄLLCHENSUPPE MIT KOKOSMILCH	142
LECKERER FRÜHSTÜCKSSMOOTHIE	144
KRÄUTERRÜHREI MIT AVOCADO UND RÄUCHERLACHS	145
GESALZENE KALE CHIPS	147
ZUBEREITUNG:	147
ROSENKOHL FRÜHSTÜCKSHASCHEE	148
GEGRILLTER PARMASCHINKEN UND PAPRIKA MIT BABY-SPINAT	150
FRÜHSTÜCKSIDEEN:	152
SALAT AUS GERÄUCHERTEM HÜHNERFLEISCH	153
MANDEL-PFANNKUCHEN	155
HUEVOS RANCHEROS MIT PAPRIKA UND CHILLI	156
PROSCIUTTO GEFÜLLTE DATTELN	159
PALEOLASAGNE	161
BALSAMICO-HONIG-HÄHNCHENSCHENKEL MIT BACKOFEN-GEMÜSE	165
ZUCCHINIPIZZA	167
PALEO-ERDBEER-„LEDER"	168
ZITRUSFRÜCHTESALAT	169
GEBRATENER KNOBLAUCH ZUCCHINI HUMMUS	171
SUPEREINFACHER SCHOKOLADEN KUCHEN	173
PALEO TORTILLA CHIPS	174
ROSENKOHL MIT APFEL UND BACON	175
RINDERHERZ-SPIEßE	177
SALSA	179
PALEO-SALAT MIT AVOCADO CREME	180
PUTENSCHNITZEL MEDITERRAN	182
ZITRONE-KORIANDER FENCHEL STÜCKE	184
GERÖSTETES GEMÜSE	186
THUNFISCH AVOCADO SALAT WRAPS	187
GEFÜLLTE WEINBLÄTTER MIT LAMM	189

SHAKSHOUKA 191

Kapitel 1: Die Paleo- oder Steinzeitdiät

Viele Menschen sind bei dem Thema "Abnehmen" vollkommen überfordert. Eine schier unüberschaubare Anzahl von Diäten und Dingen die man dabei falsch machen kann, bringt die meisten dazu überhaupt gar nicht erst anzufangen. Wir wollen heute einmal eine ganz besondere Diät näher unter die Lupe nehmen – die Paleo- oder auch Steinzeitdiät.

Viele die noch nie etwas davon gehört haben werden jetzt denken: Steinzeitdiät?

Das klingt alles andere als modern und gesund.

Fakt ist jedoch, dass diese Diät eine der gesündesten und effektivsten ist um nachhaltig schlank zu werden und es auch zu bleiben.

Und Hollywood liebt sie.

Prominente wie Megan Fox, Jessica Biel, Matthew McConaughey, Katie Holmes, Tyra Banks und Blake Lively sind von davon überzeugt das sie ihre tolle Haut und ihren frischen Look genau dieser Diät verdanken.

Und wer träumt nicht davon genau wie sie auszusehen?

Grund genug sich einmal etwas näher damit auseinanderzusetzen und hinter die

Ernährungskulissen der Stars und Sternchen zu schauen.

Doch was ist denn nun die Steinzeitdiät?

Fassen wir es einmal in sehr einfache Worte. Die Steinzeiternährung ist seit vielen hunderten von Jahren bekannt und verzichtet auf alles was uns heute die sogenannten Zivilisationskrankheiten beschert.

Man ernährt sich grundsätzlich nur von viel Obst und Gemüse, Fleisch, Fisch, Nüsse und Eiern.

Getreide, Zucker und Hülsenfrüchte sind tabu.

Wobei nicht versucht wird das Leben in der Steinzeit zu imitieren.

Es geht vielmehr um eine natürliche Ernährung mit qualitativ sehr hochwertigen Lebensmitteln.

Es gibt keinen Ernährungsplan und kein Konzept, man orientiert sich lediglich an der Ernährung unserer Vorfahren, der Sammler und Jäger.

Dabei führt uns die Paleodiät zu einem gesunden und schlanken Körper, Gesundheit und Vitalität.

Sehen kann man das noch heute bei Naturvölkern. Sie kennen kaum die typischen Phänomene der westlichen Zivilisation wie zum Beispiel Übergewicht und die ganzen Zivilisationskrankheiten.

Ihre Nahrung besteht zum größten Teil aus Früchten, Gemüse, Yam und Süßkartoffeln.

Ihr Fett erhalten sie ganz natürlich aus Kokosnüssen, das roh und unverarbeitet und vor allem nicht raffiniert ist.

Warum ist die Steinzeitdiät so gesund und gut für uns? Was sind ihre Vorteile? Wir alle wissen das in der heutigen Zeit viele Menschen eine Glutenunverträglichkeit haben.

Gluten steckt vor allem im Getreide – also in Brot, Nudeln, Gebäck und Kuchen.

Bei der Paleodiät verzichtet man auf Getreide, was den Verdauungstrakt stark entlastet und Stoffwechselkrankheiten vorbeugt.

Auch Zucker, einer der größten Krankmacher in unserer modernen Ernährung, ist tabu.

Zucker ist eines der größten Gifte für unseren Körper.

Wir gehen darauf später noch etwas genauer ein,

wenn wir genauer auf die einzelnen Lebensmittel schauen die man im Zuge der Paleodiät konsumiert.

Fakt ist das Zucker unter anderem für Diabetes und Akne verantwortlich und unser Körper ohne Zucker gesünder ist.

Die Steinzeitdiät ist dabei gleichzeitig eine der am meisten erforschten Diäten.

Unzählige Studien von Ernährungswissenschaftlern und Forschern zeigen die Wirksamkeit und die

Zusammenhänge dieser altertümlichen Ernährungsform.

Welche Lebensmittel meidet man in der Paleodiät und was sind die Gründe dafür?

Grundsätzlich konsumiert man in der Steinzeitdiät keinen raffinierten Zucker, Milchprodukte, Getreide, verarbeitete Lebensmittel, Pflanzenfette und nur einen geringen Anteil an Obst.

Beleuchten wir einmal näher warum das so ist, und worin die Vorteile liegen.

Zucker

Zucker hat zahlreiche negative Auswirkungen auf unseren Körper und unser Wohlbefinden.

Das fängt bei Antriebslosigkeit, Depressionen, Darmproblemen und Blähungen an und geht bis hin zu Konzentrationsschwächen, Hautkrankheiten und Pilzbefall.

Dabei ist Zucker nicht gleich Zucker.

Industriell hergestellter Zucker wird vom Körper weitaus schlechter verarbeitet als natürlicher Fruchtzucker wie er im Obst vorkommt.

Wenn wir Zucker konsumieren dann schnellt unser Blutzuckerspiegel rapide in die Höhe.

Dadurch erhöht sich auch unser Insulinspiegel.

Insulin ist ein Hormon und dafür verantwortlich den Zucker aus dem Blut abzutransportieren und dorthin zu bringen wo er zur Energiegewinnung benötigt wird, nämlich zu unseren Körperzellen und den Organen.

Das ist natürlich und unser Körper braucht den Zucker auch um zu funktionieren. Wird jetzt aber immer wieder Zucker zugeführt dann haben wir auch einen ständig erhöhten Insulinspiegel.

Dadurch kann es unter anderem passieren das der Insulinspiegel im Gehirn sinkt, da das Insulin woanders gebraucht wird.

Und Insulinmangel im Hirn ist eine der Hauptursachen für Vergesslichkeit und Alzheimer.

Insulin bringt also den Brennstoff für unseren Körper, der daraus Energie gewinnt.

Ist zu viel Brennstoff vorhanden und wird ständig welcher nachgeliefert dann kommt unser Körper mit der Verbrennung nicht mehr hinterher.

Es entsteht ein Überfluss. Dieses Zuviel an Brennstoff wird vom Körper für schlechte Zeiten eingelagert.

Es bilden sich unsere Problemzonen, vornehmlich am Bauch, Po und den Oberschenkeln.

Spurenelemente, die normalerweise mit einer ausgewogenen Ernährung aufgenommen werden, sorgen dafür das diese Reste schnell beseitigt werden.

Aber in einem Toastbrot mit Nougatcreme stecken außer viel Zucker und Auszugsmehl nicht viele Nährstoffe drin.

Unser Körper sucht jetzt verzweifelt Vitamine und Mineralien - vor allem Vitamin B1 spielt eine große Rolle.

Und das ist einfach nicht vorhanden. Also werden die Reserven unseres Körpers angegriffen um mit dem ganzen unnötigen Kram, den unser Körper nicht braucht, fertig zu werden. Doch unsere Mineralienreserven schrumpfen mit den Jahren immer mehr, Vitamine sind bei der heutigen Ernährung meistens auch Mangelware. Der Körper kann sich nicht mehr richtig wehren und wird krank. Übrigens ist ein ständiges Hungergefühl keinesfalls ein Hinweis das wir noch nicht genug gegessen haben, sondern ein verzweifelter Hilferuf unseres Körpers nach den so lebensnotwendigen Mineralien und Vitaminen.

Zucker finden wir in den modernen Lebensmitteln in vielen Formen. Melasse, Maissirup, HFCS (fruktosereicher Maissirup), Fructose, Lactose, Dextrose, Glucosesirup, Amazake, Sucrose, Galactose oder Maltose sind ein paar gängige Beispiele was wir in den Zutatenlisten der Verpackungen so finden.

Und es ist erschreckend wie viele Lebensmittel Zucker, und zwar teilweise sehr hohe Mengen an Zucker, enthalten.

Kartoffelchips, Brot, Salatdressing, Nudelsaucen, Softdrinks, ja sogar Fertigsuppen, Dipsaucen, Essiggurken und Wurst enthalten Zucker.

Und Zucker ist ein bekanntes Suchtmittel denn es löst im Gehirn die gleichen Reaktionen wie Morphine, Kokain und Nikotin aus.

Die Paleodiät setzt darauf das der Steinzeitmensch all diese Dinge nicht kannte. Er bekam seinen Zucker nur in geringen – und damit gesunden – Mengen durch Obst und Gemüse.

Und die Steinzeitmenschen verbrannten mit Sicherheit mir Energie als wir das in unserer modernen Zeit tun.

Sie kannten keine Autos, Busse, Züge als Fortbewegungsmittel, sondern legten täglich viele Kilometer zu Fuß zurück.

Ihre Körper waren schlank und gestählt.

Beim Verzehr von Obst sollte man niemals zu viel essen. Auch Fruchtzucker ist nur in Maßen gut für unseren Körper.

Fruchtzucker hat allerdings gegenüber dem industriellen Zucker den gewaltigen Vorteil das es unseren Insulinspiegel nur langsam ansteigen lässt. Dafür sorgen die Vitamine und Mineralien die außer dem Fruchtzucker noch im Obst enthalten sind. Und genau diese machen Obst auch so viel gesünder als Gebäck und Chips die keinerlei vom Körper verwertbaren Nährstoffe enthalten. Kernloses Obst ist dabei zu meiden. Leider sind viele moderne Obst-und Gemüsesorten überzüchtet. Und zwar nicht zum

Guten, sondern zum Schlechten für unseren Körper. Sie enthalten kaum noch Nährstoffe dafür aber Unmengen an Zucker damit sie 'schön süß' sind. Früher, also zu Zeiten der Steinzeitmenschen, waren Äpfel, Trauben und Orangen klein, hart und alles andere als süß. Der erhöhte Zuckergehalt wurde in die sogenannten Hybridsorten hinein gezüchtet um sie dem Verbraucher schmackhaft zu machen und unsere Sucht nach Zucker zu nähren.

Milchprodukte

Nanu? Warum sollen wir die Milchprodukte weglassen? Die sind doch so gesund?

Genau das wird uns von klein auf immer wieder eingetrichtert.

Doch ist das wirklich so? Ist Milch wirklich so gesund wie die Lebensmittelindustrie es uns weiß machen will? Schauen wir doch einmal genauer hin...

Wie viele andere moderne Nahrungsmittel steht auch Milch noch nicht sehr lange auf dem Speiseplan des Menschen. Erst seit etwa 10000 Jahren. Damals begann der Mensch mit Ackerbau und Viehzucht. Viele Menschen leiden unter Laktoseintoleranz oder einer Caseinallergie. Laktose ist der in der Milch enthaltene Milchzucker. Menschen die unter einer Laktoseintoleranz leiden fehlt die Fähigkeit sie ach verdauen zu können. Wenn sie Milch trinken oder

Milchprodukte zu sich nehmen dann leiden sie häufig unter starken Bauchschmerzen, Blähungen, Durchfall und Krämpfen.

Nun ist Laktoseintoleranz keine wirkliche Krankheit, sondern etwas ganz Natürliches im Körper. Im Dünndarm wird normalerweise Lactase produziert, ein Enzym das bei der Verdauung von Laktose hilft. Laktoseintolerante Menschen haben diese Lactase im Dünndarm nicht und deshalb gelangt die Laktose vollkommen unverändert im Dickdarm an und die Bakterien dort feiern ein Fest, welches zu vermehrten Gasen und Flüssigkeitsbildung führt.

Die Folge sind Durchfall und krampfartige Blähungen. Milch ist als Nahrung für Säuglinge vollkommen in Ordnung.

Säuglinge brauchen Milch, da in ihr auch viele Wachstumshormone enthalten sind.

Einmal ausgewachsen benötigt unser Körper jedoch diese Wachstuns Hormone und die Milch nicht mehr. Viele Menschen hören dann auf Lactase zu produzieren.

Das ist also vollkommen normal.

Aber wir konsumieren weiterhin Milch und Milchprodukte in Form von Käse, Butter, Joghurt und wenn man sich die Inhaltsangaben auf den Verpackungen anschaut dann wird man überrascht sein in wie vielen Produkten Milch enthalten ist. Die

Verdauungsorgane der Menschen haben sich im Laufe der Jahre versucht unserem Milchkonsum anzupassen und auch im Erwachsenenalter Lactase zu produzieren.

Bei einer Caseinallergie verträgt man das in der Milch enthaltene Protein Casein nicht.

Es ähnelt laut Forschungen sehr dem Gluten im Getreide und hat dieselbe darmschädigende Wirkung.

Man muss sich übrigens keine Sorgen machen beim Verzicht auf Milch an einem Calciummangel zu sterben.

Die Bioverfügbarkeit des Calciums aus pflanzlicher Kost ist deutlich höher als die der Milch. Bioverfügbarkeit zeichnet den Anteil an Calcium den der Körper auch wirklich aufnehmen und verarbeiten kann, Ein Lebensmittel kann viel Calcium enthalten und trotzdem nur eine geringe Bioverfügbarkeit haben. Brokkoli, Grünkohl und Pak Choi enthalten eine sehr hohe Menge an Calcium und haben eine hohe Bioverfügbarkeit, die bei allen etwa um die 50% liegt. Das ist sogar höher als bei Milch deren Bioverfügbarkeit nur 30% beträgt. Auch weiße Bohnen, Tofu und Süßkartoffeln sind zur Deckung des täglichen Bedarfs an Calcium mit einer Bioverfügbarkeit von über 20% sehr gut geeignet. Auch viele andere pflanzliche Lebensmittel wie Petersilie, Sesam, Rucola, Mandeln, Nüsse, Chiasamen, Kichererbsen, Quinoa und Amaranth enthalten hohe Mengen an Calcium mit einer guten Bioverfügbarkeit.

Zu dem Problem mit der Laktoseintoleranz und der Caseinallergie kommt noch hinzu das Milch Wachstumshormone enthält. Für das Kälbchen das ja schnell wachsen soll, ist das toll, für den ausgewachsenen Menschen allerdings nicht ganz so schön.

Diesem Wachstumshormon, dem sogenannte IGF-1, wurde in Studien eine Verbindung zur Entstehung von Krebs nachgewiesen. Macht ja auch irgendwie Sinn – wo Körperzellen zum Wachstum angeregt werden die eigentlich schon ausgewachsen sind fangen sie eben an zu wuchern.

Wie gesagt – Milch ist ein perfektes Nahrungsmittel für Kälber, leider aber vollkommen ungeeignet für den Menschen.

Der Milchzucker erhöht außerdem den Insulinspiegel im Körper. Was das für das Abnehmen und unser optimales Körpergewicht bedeutet haben wir ja beim Zucker schon geklärt. Denn Insulin hemmt den Fettabbau und sorgt für die unschönen Fettpölsterchen.

Getreide

Es gehört mit zu den am meisten verzehrten Lebensmitteln – Getreide. Ohne darüber weiter nachzudenken essen wir es jeden Tag in Form von Brot, Kuchen, Gebäck, Nudeln, etc.

Doch auch von Getreide ernährt sich der Mensch erst seit ein paar tausend Jahren. Davor gab es das nicht und der Mensch überlebte trotzdem. Angefangen hat es damit, dass die Menschen anfingen Grassamen zu sammeln und zu essen.

Doch Grassamen ist etwas ganz anderes als das heutige hoch verarbeitete Getreide. Zum einen enthält Grassamen viele gesunde Nährstoffe und zum anderen war dieser Grassamen auch nicht reif.

Reifer Samen trocknet aus und verliert viele seiner Nährstoffe. Bei dem heute gezüchteten Getreide, das nichts mehr mit dem Urgetreide gemeinsam hat, wird zugunsten der Lebensmittelindustrie auf einem hohen Gehalt an Eiweiß, also Gluten geachtet.

Dieses sorgt dafür das der Teig gut zusammenhält und klebrig ist.

Doch gesund ist das nicht. Viele Menschen leiden sehr unter Glutenunverträglichkeit. Diese führt zu Bauchschmerzen, Blähungen, Reizdarm, Durchfall und chronischen Darmentzündungen.

Der hohe Anteil an Gluten und Stärke im modernen Getreide ist für unseren Darm eine Katastrophe. Die klebrige Masse ist nicht nur schwer verdaulich, sondern sorgt außerdem für eine Übersäuerung unseres Körpers die dann zu chronischen Entzündungen führt. Gicht, Rheuma und viele weitere Krankheiten sind die Folgen einer solchen glutenüberlasteten Ernährung. Natürlich macht Brot und andere Backwaren satt, aber es enthält keinerlei Mineralien, Vitamine oder andere Nährstoffe die unser Körper so dringend braucht.

Getreide hat sehr viele Kohlenhydrate. Kohlenhydrate liefern unseren Körper die nötige Energie die er täglich braucht. Doch darüber hinaus sind sie purer Zucker, also Glucose. Und mit steigendem Gehalt von Glucose in unserem Körper steigt auch der Insulinspiegel an um den Blutzuckerspiegel zu regulieren und den Zucker abzutransportieren. Besteht eine dauerhafte Zufuhr von zu vielen Kohlenhydraten dann wird ständig Insulin produziert und es geht ganz schnell das unser Körper eine Resistenz gegen Insulin aufbaut. Diabetes ist die Folge. Auch kann nicht der ganze Zucker abtransportiert werden, wie wir weiter oben schon darauf eingegangen sind. Der überschüssige Brennstoff wird irgendwo im Körper abgelagert und es bilden sich Fettpölsterchen. Um abzunehmen sollte man also sehr auf die Menge an Kohlenhydraten achten, die man seinem Körper täglich zuführt. Diese Menge ist abhängig von Größe, Gewicht und den Aktivitäten denen wir nachgehen. Jemand der körperlich sehr aktiv ist verbrennt wesentlich mehr Kohlenhydrate als ein körperlich inaktiver Mensch.

Gute Quellen für Kohlenhydrate in einer Paleodiät sind Kochbananen, Süßkartoffeln, Kartoffeln, Pastinaken, Rote Beete, Zwiebel, Kürbis und Kohlrabi.

Getreide enthält außerdem viele Substanzen die unserer Gesundheit schaden. Guten ist nur einer davon. Ein anderer ist Phytinsäure. Phytinsäure ist für die Pflanze wichtig denn sie bindet die Mineralstoffe die dem Keimling als Nahrung dienen. Aber genau denselben Effekt hat sie auch im menschlichen Körper. Sie bindet wichtige Mineralstoffe und macht sie für unseren Körper unzugänglich. Deshalb nehmen wir in der Paleodiät auch Nüsse nur in kleinen Mengen zu uns. Denn auch sie enthalten Phytinsäure. Und Nüsse sind ein Snack und sollten möglichst nicht mit der Hauptmahlzeit verzehrt werden, damit unser Körper auch sicher alle Mineralstoffe aus der Nahrung bekommt.

Pflanzliche Fette

Pflanzliche Fette finden wir heutzutage in sehr vielen Lebensmitteln. Fast-Food, Fertiggerichte, Backwaren, Chips, Süßigkeiten, Margarine und vielen andere Lebensmittel enthalten Unmengen an gehärteten Pflanzenfetten.

Besonders schädlich hier sind die enthaltenen Transfette die uns nachweislich krankmachen. Diese führen unter anderem zu Herz-Kreislauferkrankungen, schlechten Cholesterinwerten, Übergewicht, hohem Blutdruck und zu einem erhöhten Herzinfarktrisiko. Zahlreiche Studien haben die negativen Auswirkungen von Transfetten auf unseren Körper bewiesen. Außerdem enthalten pflanzliche Fette eine zu hohe Menge an Omega-6-Fettsäuren.

Fette bestehen aus Fettsäuren, die aus mehr oder weniger langen Kohlenstoffketten gebildet werden. Je kürzer die Kohlenstoffkette ist umso flüssiger wird das Fett, es wird zu Öl. Man unterscheidet ganz generell zwischen gesättigten und ungesättigten Fettensäuren. Gesättigt bedeutet das alle Kohlenstoffatome mit Wasserstoff gebunden sind. Es sind keine freien Kohlenstoffatome vorhanden. Fette mit vielen gesättigten Fettsäuren sind lange haltbar und reagieren nur sehr schwer mit der Umwelt. Das heißt unter anderem das sie nicht so schnell ranzig werden. Tierische Nahrungsmittel wie Fleisch und Milch enthalten viele dieser Fette.

Ungesättigte Fettsäuren haben freie Kohlenstoffatome die noch Bindungen eingehen können. Sie reagieren gern und schnell mit ihrer Umwelt, unter anderem auch beim Erhitzen der Fette. Dabei ist nicht vorhersehbar mit was sie reagieren und welche Verbindung am Ende dabei entsteht. Ungesättigte Fettsäuren verderben schnell, werden ranzig und ungenießbar. Außerdem weiß man nicht genau was diese veränderten Verbindungen in unserem Körper anstellen - oftmals sind Entzündungen und Krankheiten die Folge eines übermäßigen Verzehrs von ungesättigten Fettsäuren.

Werfen wir noch einen kurzen Blick auf die ganz üblen Burschen - die Transfette.

Als die Fetthärtung erfunden wurde und man plötzlich in der Lage war aus flüssigen Ölen streichfähige

Margarine herzustellen und diese dazu auch noch lange haltbar waren wurde das zunächst als großer Sieg der Nahrungsmittelindustrie gefeiert. Doch schon bald stellte sich heraus das Tranfette der Auslöser von Übergewicht, Bluthochdruck, Alzheimer und Herzinfarkten sind. Es folgten viele Verbote von Transfetten, viele Gesetzte wurden erlassen die das verwenden dieser schädlichen Fette einschränken und verhindern sollte.

Doch zu was dienen eigentlich diese Fette? Warum setzen wir sie in der Nahrungsmittelindustrie eigentlich ein? Fette sind Energieträger mit einer sehr hohen Energiedichte. Sie versorgen unseren Körper mit essentiellen Fettsäuren.

In Lebensmitteln verbessern sie den Geschmack, den optischen Eindruck und die Textur. In der Paleodiät verwenden wir Gheebutter, Palmöl oder Olivenöl zum Kochen denn sie enthalten keine, oder nur sehr wenige, ungesättigte Fettsäuren.

Aber auch hier sollte man beachten, dass das Öl auf keinen Fall über 130° Celsius erhitzt wird, um die Bildung von schädlichen Transfetten zu vermeiden.

Werfen wir noch einen schnellen Blick auf Omega 3 und Omega 6 Fettsäuren.
Durch den übermäßigen Einsatz von Pflanzenölen beim Kochen nimmt der moderne Menschen zu viel Omega-6 Fettsäuren auf und das Gleichgewicht zwischen

Omega 3 und Omega 6 Fettsäuren in unserem Körper gerät völlig aus dem Gleichgewicht.

Omega 3 Fettsäuren gehören zu den essentiellen Fettsäuren, was bedeutet das wir sie über die Nahrung aufnehmen müssen da unser Körper sie selber nicht produzieren kann. Omega 3 Fettsäuren schützen das Herz, reduzieren den Blutzuckerspiegel, lindern Entzündungen und senken den Blutdruck.

Verwendet man Sonnenblumenöl oder Maisöl zum Braten und Kochen dann ist das Verhältnis zwischen Omega 3 und Omega 6 vollkommen aus der Bahn.

Ein ideales Verhältnis von Omega 6 zu Omega 3 ist 4:1 oder 6:1. Bei Sonnenblumenöl liegt es bei über 120:1.

Unser Körper bezieht das wichtige ALA aus Omega 3 und wandelt es in EPA und DHA um.

Dazu hat unser Körper spezielle Enzyme die genau das tun. Doch jetzt wird es problematisch denn genau die Enzyme die für die Umwandlung zuständig sind, verstoffwechseln auch die Omega 6 Fettsäuren. Wenn also zu viel Omega 6 mit der Nahrung aufgenommen wird dann sind nicht mehr ausreichend Enzyme vorhanden um ALA umzuwandeln. Omega 6 wird zu entzündungsfördernden Folgestoffen und Omega 3 zu entzündungshemmenden Folgestoffen umgewandelt. Bei einem Ungleichgewicht von Omega 6 zu Omega 3 fördern wir also entzündliche Prozesse im Körper die zu chronischen Krankheiten führen. Das richtige Gleichgewicht ist also enorm wichtig für die

Gesundheit unseres Körpers und unserer Zellen. Deshalb verzichten wir in der Steinzeitdiät auf diese Öle, die einen übermäßigen Gehalt an Omega 6 aufweisen. Stattdessen greifen wir zu gesunden Ölen wie Kokosnussöl und Olivenöl beim Kochen.

Und welche Lebensmittel kann ich in einer Paleodiät essen?

Jetzt haben wir die ganze Zeit lang und ausführlich darüber gelesen was wir NICHT essen dürfen. Im Nachfolgenden werfen wir einen Blick auf die Lebensmittel die in einer Paleodiät erlaubt und gut für unseren Körper sind.

Gemüse und Wurzeln

Sie sind gesund und reichlich geladen mit Vitalstoffen. Die Auswahl ist riesig und sie eignen sich sowohl als Hauptgericht, als auch als schmackhafte Beilage. Gemüse liefert unserem Körper viele Vitamine und wichtige Mineralien.

Artischocken, Aubergine, Bambus, Bambussprossen, Blumenkohl, Brokkoli, Chicorée, Chilischoten, Chinakohl, Eisbergsalat, Endivie, Erbse, Feldsalat, Fenchel, Grünkohl, Grüne Bohnen, Gurken, Karotten, Kartoffeln, Kohlrabi, Kopfsalat, Kürbis, Lauch, Lolo Rosso, Mangold, Maniok,

Mungosprossen, Okra, Oliven, Pak Choi, Paprika, Pastinaken, Petersilienwurzel, Pilze, Radicchio, Radieschen, Rettich, Romana Salat, Romanesco, Rosenkohl, Rote Beete, Rotkohl, Rüben, Rucola,

Schalotten, Sellerie, Spargel, Spinat, Süßkartoffel, Steckrüben, Tomate, Weißkohl, Wildkräuter, Wirsing, Yams, Zucchini, Zuckerschoten, Zwiebeln

Obst

Obst ist gesund und enthält viele Vitamine, wie das lebenswichtige Vitamin C. Aber bitte aufpassen beim Verzehr von Obst und nicht übermäßig essen da Obst viel Zucker in Form von Fruchtzucker enthält. Wichtig ist das Obst genau wie das Gemüse immer regional frisch vom Bauern zu kaufen. Denn nur so ist garantiert das auch alle Nährstoffe enthalten sind und das Gemüse oder Obst reif geerntet wurde.

Ananas, Apfel, Avocado, Banane, Birne, Blaubeeren, Brombeeren, Cranberries, Datteln, Erdbeeren, Feigen, Granatapfel, Grapefruit, Himbeeren, Honigmelone, Johannisbeeren, Kirschen, Kiwi, Kochbananen, Limetten, Lychee, Mandarinen, Mango, Maracuja, Nektarinen, Orange, Papaya, Passionsfrucht, Pfirsich, Pflaumen, Rhabarber, Stachelbeeren, Sternfrucht, Wassermelone, Weintrauben, Zitrone

Fisch, Fleisch, Eier

Tierische Lebensmittel sind ein wichtiger Bestandteil der Steinzeitdiät. Sie enthalten gesunde Fette und viele Proteine. Beim Kauf sollte man allerdings sehr auf die Qualität achten. Eier von freilaufenden Hühnern und Fleisch von artgerecht gehaltenen Tieren sind wesentlich besser als hormonbehandeltes Fleisch aus der Massentierhaltung. Auch hier ist es am besten zum

Bauern von nebenan zu gehen, wenn man dazu die Möglichkeit hat.

Eier, Ente, Fasan, Forelle, Gams, Gans, Garnelen, Heilbutt, Hering, Huhn, Hummer, Jakobsmuscheln, Kabeljau, Dorsch, Kalb, Kaninchen, Karpfen, Krebs, Lachs, Lamm, Makrele, Muscheln, Pangasius, Pferd, Rind, Rotbarsch, Sardinen, Schnecken, Schwein, Seehecht, Seelachs, Strauß, Thunfisch, Tintenfisch, Truthahn, Wild, Zander, Ziege

Fette & Öle

Zum Kochen verwenden wir in der Paleodiät nur hochwertige Fette und Öle.

Avocado-Öl, Ghee, Kokosöl, Macadamia-Öl, Nuss-Öle, Olivenöl (Nativ Extra), Palmöl (nur aus nachhaltiger Gewinnung!), Rindertalg, Sesam-Öl, Schmalz, Walnuss-Öl

Nüsse und Samen

Nüsse und Samen sind gepackt mit Mineralien und eine gute Proteinquelle. Nüsse sollte man allerdings nur in Maßen zu sich nehmen da sie aufgrund der enthaltenen Öle schnell dick machen. Das Einweichen der Nüsse vor dem Verzehr hilft dabei die schädliche Phytinsäure zu reduzieren. Nüsse eigen sich hervorragend als energiereiche Snacks zwischendurch zum Beispiel auf langen Wanderungen oder als 'Nervenfutter' in Schule und Büro.

Cashew, Chia Samen, Haselnüsse, Kastanien, Kokosnuss, Kürbiskerne, Leinsamen, Macadamia, Mandeln, Paranuss, Pekannüsse, Pinienkerne, Pistazien, Sesamkörner, Sonnenblumenkerne, Walnüsse

Getränke

In der Paleodiät verzichten wir bewusst auf Getränke die Zucker oder Zuckerersatzstoffe enthalten. Cola ist genauso ein Tabu wie Limonade oder Cola Light. Sehr gesund ist Kokoswasser, das Wasser aus einer noch grünen Kokosnuss, da es unzählige wertvolle Mineralien enthält und sehr erfrischend ist. Auch bitte beim Kauf von Nussmilch darauf achten das sie ungesüßt ist. Viele Sorten von pflanzlicher Milch enthalten jede Menge Zucker.

Kaffee, Kokosmilch, Kokoswasser, Kräutertee, Mandelmilch, Mineralwasser, Nussmilch, Wasser.

Kräuter und Gewürze

Kräuter und Gewürze sind das Salz in der Suppe bei der Paleodiät. Sie sind gepackt mit Vitaminen und Mineralien, schmecken einfach köstlich und verleihen unseren Speisen den würzigen Pfiff. Salz ist okay solange man beim Kauf darauf achtet, dass es ein sehr naturbelassenes Salz ist. Steinsalz, wie das Himalayasalz und Meersalze sind hier die richtige Wahl. Auf keinen Fall sollte man das raffinierte Industriesalz verwenden da es keinerlei Nährstoffe mehr enthält und oftmals auch ein schädliches Rieselmittel damit es nicht klumpt.

Bärlauch, Basilikum, Cayenne-Pfeffer, Chili, Curry, Currypaste, Dill, Essig, Estragon, Fenchel, Gelatine, Gewürznelken, Hefe, Honig, Ingwer, Kakaopulver, Kapern, Kardamom, Knoblauch, Koriander, Kresse, Kümmel, Lorbeerblätter, Majoran, Meerrettich, Minze, Muskat, Oregano, Paprikapulver, Petersilie, Pfeffer, Rosmarin, Safran, Salbei, Schnittlauch, Senf, Süßholz, Thymian, Trüffel, Vanille, Wildkräuter, Wacholder, Wasabi, Zimt, Zitronengras

Was bringt uns die Paleodiät?

Ernährt man sich eine Zeit lang nach der Steinzeitdiät dann wird man feststellen, dass man mehr Energie besitzt, sowohl körperlich auch geistig. Das Allgemeinbefinden verbessert sich und kleine Wehwehchen verschwinden rasch.

Das Hautbild wird feiner und die Haare dicker und geschmeidiger. Schlafstörungen gehören der Vergangenheit an, gute Laune hält Einzug und Depressionen übermannen uns erst gar nicht. Wenn man zu hohen Blutdruck hat dann wird dieser sinken, die Verdauung und die Verdauungsorgane funktionieren perfekt, Verstopfungen oder Durchfall sind eher die Ausnahme.

Unsere Blutzuckerwerte stabilisieren sich und Menschen die Diabetes haben werden schnell eine Besserung feststellen.

Allergien, Asthma und Entzündungen verschwinden und unser Immunsystem wird gestärkt. Und das wichtigste: man verliert nachhaltig Gewicht, bleibt schlank und fit und die frühzeitige Alterung des Körpers wird deutlich gemindert.

Genug gute Gründe also um die Ernährung noch heute umzustellen und auf all die zwielichtigen Lebensmittel der modernen Nahrungsmittelindustrie zu verzichten. Unser Körper wird es uns danken.

Kapitel 2: Schwächen in der Argumentation, Stärken in der Praxis

Also es war einmal ein Neandertaler und der hat sich viel besser ernährt, als die modernen Menschen... Doch zum Glück gibt es die gescheiten Wissenschaftler, die genau herausfinden konnten, was der Steinzeitmensch gegessen hat. Da sich die DNA der Menschen nie geändert hat, konnte so die perfekte Ernährung für jeden entdeckt werden. So oder so ähnlich sieht die Einstiegsstory von Paleo aus. Und diese Einstiegsstory ist in diesem Sinne natürlich Blödsinn. Es stimmt zwar schon, dass Paleo sich an wissenschaftliche Prinzipien hält und der Ausgangspunkt die Idee ist, sich wie ein Steinzeitmensch zu ernähren. Aber es stimmt einfach nicht, dass sich unsere DNA nie verändert hat. Wir können jetzt Milch trinken und die meisten Menschen haben keine Intoleranz.
Es ist auch nicht so, dass alle Steinzeitmenschen sich von den gleichen Dingen ernährt haben. Sie haben sich von dem ernährt, was sie gefunden haben. Damit unterscheidet sich die Ernährung von Steinzeitmenschen auch von Region zu Region. Deswegen ist die Ernährungspyramide auch wenig konkret.
Aber das ist in Wahrheit eine Stärke der Paleo Diät. Zumindest ist es in der Praxis so. Denn dadurch dass es

keine einheitliche Ernährung gibt, gibt es auch keine harten Vorschriften, die dich extrem einschränken. Natürlich gibt es die oben erwähnten Verbote, aber es ist nicht so, dass dein ganzer Tag durchgeplant ist. Paleo ist kein einheitliches Ernährungssystem und dadurch wird es besonders vielfältig. Überlege es dir einmal: Du kannst immer noch chinesische oder thailändische Gerichte essen. Oder wie wäre es mit italienischem oder spanischem Essen? Kein Problem! Es gibt zwar diese Einschränkungen, aber im Grunde gibt es in jedem Kulturkreis immer noch Gerichte die einfach so gegessen werden können oder nur eine kleine Modifikation benötigen. Gehe einmal deine Lieblingsgerichte durch und schau, wie viele ohne Getreideprodukte und Zucker gegessen werden können.

Wichtige Einstiegstipps

Alle Prinzipien wurden jetzt dargelegt. Aber bestimmt bist du jetzt noch nicht wirklich sicher, wie du mit Paleo anfangen sollst. Gleichzeitig gibt es noch so ein paar Anfängerfehler, über die du nicht stolpern solltest. Daher gibt es jetzt noch ein paar Einstiegstipps für dich.

Halte die Dinge simpel

Gerade am Anfang kann es sehr verwirrend sein, seine Ernährung auf Dauer umzustellen. Es gibt viele Paleo-Systeme, aber es ist gerade für einen Anfänger die beste Strategie, die neue Ernährung simpel zu halten. Kümmere dich also nicht um spezielle Regeln, sondern halte dich einfach an die Prinzipien von oben. Zumindest ist es für den Anfang besser. Die 7 Prinzipien von oben sind sowieso bereits genug für die meisten Einsteiger. Auf Getreide, Zucker und Milch zu verzichten ist eine drastische Umstellung und wenn du die ersten paar Monate deine Ernährung zu Paleo umgestellt hast, kannst du schon stolz auf dich sein. Wenn du dann immer noch Lust hast, etwas spezielleres auszuprobieren, kannst du das ja immer noch machen.

Kapitel 3: nennen Sie es einen Ernährungsalbtraum

wie wir uns weiterentwickelten, taten auch unsere Essgewohnheiten; aber anstatt uns zu einem fortgeschrittenen Rennen zu machen, wie es die Technologie hat, haben uns unsere Ernährungsentscheidungen so weit entwickelt, dass wir eine wahnsinnig hohe Adipositasrate haben. als wir geschäftiger wurden, sahen versierte Geschäftsleute die Notwendigkeit, unser Essen bequemer zu machen. leider hat diese Bequemlichkeit ihren Preis: unsere Gesundheit.

sie machten unser Essen schneller, als wir glaubten, dass wir es zu Hause konnten und verpackten es sogar für uns. Ich meine, wer hat Zeit, den Herd einzuschalten, um Fleisch zu kochen, wenn es ordentlich für Sie in ein leckeres Brötchen gewickelt und Ihnen durch ein kleines Fenster übergeben werden kann? die Höhlenmenschen hatten diese Option nicht?

gut die Feuersteine hatten Drive-Thru, aber ich frage mich, wie genau diese historische Darstellung des Höhlenmenschen tatsächlich ist. tatsächlich waren sogar die Karikaturenhöhlenmenschen, die Zugang zum Auto durch hatten, übergewichtig; Ich denke, fred war ein Herzinfarkt, der darauf wartete, geschehen zu können, aber das ist eine weitere Diskussion für einen anderen Tag.

der Zustand unserer Lebensmittel hat sich drastisch verändert. Wenn Sie einen Lebensmittelwissenschaftler brauchen, um Fleisch, das einst nicht für den menschlichen Verzehr geeignet war, nach einem chemischen Bad essbar zu machen, wissen Sie, dass wir uns wirklich verloren haben. Ich betrachte Paleo als eine großartige Möglichkeit, all den Schaden, den wir angerichtet haben, zurückzusetzen.

Ich bin hier kein Prediger, weil ich bestimmte Lebensmittel und Getränke habe, die ich genieße, dass auf keinen Fall passen einen Paläo-Lifestyle. Ich stehe gerade vor der Realität der Situation, in die wir uns hineinversetzt haben, und es ist unsere Entscheidung, ob wir das ändern wollen oder nicht.

die Fast-Food-Hersteller waren schlau und wir fielen darauf herein. kein Problem, ein Punkt für sie; aber sauberes Essen wie die Paläo-Diät beginnt, eine große Delle in ihrer Suche nach unseren Essen Dollar zu machen. Die Leute heben die Wolle über ihre Augen und sehen, was jetzt wirklich vor sich geht, weshalb Paläo an Popularität gewinnt. Eigentlich war es vielleicht nicht die Wolle, aber die Tatsache, dass die meisten von uns unsere eigenen Füße nicht mehr sehen können, wenn wir nach unten schauen, weil unsere verdunkelten Mägen die Aussicht verdecken.

Wenn Junk Food nie erfunden worden wäre, hätten wir nichts anderes gewusst als die gesunde Nahrung, die der Höhlenmensch hatte. aber jetzt haben wir Versuchungen, denen wir jeden Tag ausgesetzt sind, und wir müssen eine Entscheidung treffen. viele von uns sind auf der Suche nach einem Weg, um von vorn zu beginnen, und warum nicht zurück zu den Grundlagen des Essens, das ist genau das, was die Grundlage von Paleo Ihnen gibt.

Stellen Sie sich vor, blarg und seine Freunde stießen auf Combo-#1 aus Ihrem Lieblings-Fast-Food-Restaurant, das nur dort im Wald sitzt. wenn sie ihren Instinkten folgten, hätten sie es höchstwahrscheinlich für Gift gehalten und es in den Boden geschlagen.

wenn sie es geißt und dann die Scoots bekommen hätten, wie viele von uns, hätten sie geschworen, es sei Gift, und dass irgendeine Naturgewalt gerade versucht hätte, sie zu töten. sie wussten, auf ihren Bauchinstinkt zu hören und zu beobachten, was mit ihrem Körper geschah, wenn sie etwas versuchten, was sie noch nie zuvor gesehen hatten. das meiste, was wir jetzt essen, würde von den Höhlenmenschen nicht als echtes Essen verstanden werden. aber wir stopfen es trotzdem hinein.

unsere Instinkte wurden durch Werbung, sehr irreführende Werbung ersetzt. Sie wissen, wenn ein Fast-Food-Unternehmen der offizielle Lebensmittellieferant für unsere olympischen Athleten wird, dass die Welt von Werbe-Dollar betrieben wird, nicht von einem Fokus auf die allgemeine Gesundheit.

Wenn Lebensmittelwissenschaftler einen Weg finden könnten, um all die gesunden Lebensmittel wie die salzigen, knusprigen und süßen Dinge, auf die wir alle fallen, schmecken zu lassen, würde Fettleibigkeit ausgelöscht. Wohlgemerkt, die Chemikalien, die sie verwenden müssten, um den Geschmack zu schaffen, würden uns wahrscheinlich auf andere Weise töten! Ich denke, Paleo essen klingt einfach einfacher.

der einzige Weg, um diesen Ernährungsalbtraum wirklich zu beenden, ist, zu einem grundlegenden Stil des Essens wie Paleo zurückzukehren, was uns bietet. vergessen Sie all die emotional manipulative Werbung, auf der Sie aufgewachsen sind, und fangen Sie von vorne an. jetzt, da Sie wissen, wo Sie sind, können Sie vorwärts gehen und neu beginnen. am Ende dieses Buches werden Sie wissen, wie Sie den Körper haben, den Sie wollen, und sich immer noch ab und zu behandeln.

- Frisch Zubereitete Wurstpasteten

serviert: 1

Zutaten:

und halb Pfund mageres Hackfleisch

und halb Pfund mageres gemahlenes Schweinefleisch

2 Stiele Schnittlauch, Wurzeln und gelbe Blätter entfernt, gehackt

und halb TL Knoblauchpulver

und halb TL Zwiebelpulver

1 und halb TL spanisches Paprikapulver

1 EL Olivenöl oder jede Paläo-Diät sicheres Speiseöl

Wegbeschreibungen:

1. mit Ausnahme des Olivenöls alle Zutaten in eine Rührschüssel geben. mischen, bis sie nur kombiniert werden. das Fleisch nicht überarbeiten oder nach dem Kochen trocken schmecken. in 3 Patties aufteilen.

2. Das Olivenöl in einer Antihaftpfanne erhitzen.

3. Braten Sie die Wurst Patties für 3 bis 5 Minuten auf jeder Seite, bedeckt. dies ermöglicht es dem Dampf, die Innenseite des Fleisches schnell zu kochen.

4. Übertragen Sie die gekochten Stücke auf einen mit Papiertüchern ausgekleideten Teller.

5. Patties auf einem Bett aus frischem grünem Salat servieren. servieren, während warm.

- Speck und Guacamole in Gurkenbooten

dient: 2

Zutaten:

1 Gurke, mittelgroß, Enden getrimmt, längs halbiert, Samen ausgehöhlt, abgerundete Seite der Gurkenhälften abgeschnitten (dies wird die Basis der Gurkenboote), gewaschen, pat-getrocknet

2 Stück dick geschnittener Speck, gebraten bis knusprig, mit Papiertüchern trocknen, um das überschüssige Fett zu entfernen, beiseite stellen

für die Guacamole:

1 Avocado, klein, halbiert, entsteint, Fleisch ausgehöhlt und püriert

Salz & Pfeffer nach Geschmack

1 Tomate, klein, gewaschen, gehackt

1 Lauch, groß, Wurzeln und gelbe Blätter entfernt, gehackt

1 Limette, klein, halbiert, Säfte gepresst, Samen entfernt

Wegbeschreibungen:

1. die Guacamole zu machen: den Limettensaft mit Salz und Pfeffer vermischen. gut mischen, bis sich die meisten Salzkristalle aufgelöst haben.

2. Gießen Sie das pürierte Avocadofleisch, Lauch und Tomaten ein. gut mischen, bis alle Zutaten gut gemischt sind. Beiseite.

3. Nehmen Sie die 2 Gurkenhälften, die Seite nach oben geschöpft werden, und legen Sie diese auf eine Ebene Platte oder Tablett.

4. 1 gehäuften Esslöffel guacamole auf den Boden jedes Gurkenbootes verteilen. Legen Sie ein Stück knusprigen Speck auf jedes offene Sandwich. die verbleibende Guacamole auf der Seite servieren. sofort servieren.

- Eier in Salatkörben

dient: 2

Zutaten:

3 Eier, groß, hartgekocht, komplett auf Raumtemperatur abgekühlt, geschält, geviertelt

1 TL heaping Mayonnaise, hausgemachter Paleo-Stil

1 TL Niveau englisch Senf

Salz, nach Geschmack

1 Gurke, klein, Felle geschrubbt, Enden entfernt, entkernt, gehackte Halbmonde

1 Kopf Eisbergsalat, klein, entkernt, einzelne Blätter getrennt, um die "Körbe" zu machen. Reservieren Sie die kleineren oder zerrissenen Blätter für "Füllung".

Wegbeschreibungen:

1. um den Salat zu machen: in einer kleinen Schüssel, kombinieren Sie die hartgekochten Eier mit dem Mayo und Senf. Gut mit Salz und Pfeffer würzen.

2. zu montieren: nehmen Sie einen Salatkorb, füllen Sie ihn auf halbem Weg mit gehackten Gurken und lockeren Salatblättern. Mit ca. 1 Teelöffel Eiersalat. sofort servieren.

- Pulpy Ananassaft

serviert: 4

Zutaten:

1 frische Ananas, klein, Enden entfernt, geschält, Ananasaugen entfernt, entkernt, grob gehackt, mindestens 1 Stunde gekühlt

4 überreife Bananen, geschält, grob gehackt, gekühlt

2 Tassen zerkleinertes Eis

sehr kaltes Wasser, nur bei Bedarf

Wegbeschreibungen:

1. mit Ausnahme des Wassers, verarbeiten Sie alles in einem Mixer. das kalte Wasser hinzufügen, wenn der Saft zu dick ist. Es ist ganz in Ordnung, wenn der Ananassaft danach klumpig ist.

2. Teilen Sie dieses Getränk auf 4 hohe Gläser. sofort servieren.

- Leichtes Fischcurry

dient: 2

Zutaten:

3 EL natives Olivenöl extra

18 Unzen Fischfilets, gewürfelt, gewaschen, patgetrocknet. Sie können Wolfsbarsch, Grouper, Barsch, Schnapper oder Forelle verwenden. Sie können auch frische Garnelen oder Garnelen verwenden

1 TL Salz

1 TL schwarzer Pfeffer

1 Tasse Mandelmehl, bei Bedarf mehr hinzufügen

1 Ei, groß, gut besen

 und ein Viertel Tasse Wasser

1 Knoblauchzehe, groß, geschält, gehackt

1 Schalotte, groß, geschält, gehackt

1 Tomate, groß, gehackt

1 Ingwer, daumengroß, geschält, gehackt

1 Dose, 14 Unzen Kokosmilch

1 und halb Tasse verdünnter Fisch oder Garnelenbrühe

1 TL Masalapulver

1 TL Currypulver

1 TL spanisches Paprikapulver

1 TL Fischsauce

1 Karotte, groß, oben entfernt, geschält, in einen Viertel Zoll dicke Scheiben geschnitten

1 Chayote, groß, geschält, längs halbiert, entsteint, in einen Viertelzoll dicke Scheiben geschnitten

Wegbeschreibungen:

1. in einer großen Pfanne, gießen Sie in das native Olivenöl extra. bei mittlerer Hitze einstellen. warten, bis das Öl leicht rauchig wird.

2. in der Zwischenzeit das Salz, schwarzen Pfeffer, Mandelmehl, Ei und Wasser kombinieren. gut bestreuen, bis Sie eine dünne Paste haben. Die gewürfelten Fischfilets hineinlassen und das Fleisch gut beschichten.

3. Wenn die Pfanne heiß genug ist, lassen Sie die beschichteten Filets vorsichtig nacheinander fallen. tun dies in Chargen, damit die Fischwürfel nicht überfüllt sind und keines der Stücke sich gegenseitig berührt. stellen Sie sicher, dass genügend Platz vorhanden ist, um das Fleisch umzudrehen. Kochen Sie nur, bis der Teig goldbraun geworden ist, oder etwa 3 Minuten pro Seite. Die gekochten Stücke auf einen mit Papiertüchern ausgekleideten Teller übertragen, um das überschüssige Fett zu entfernen. Wiederholen Sie diesen Schritt, bis Sie alle Filets gekocht haben.

4. in der gleichen Pfanne, fügen Sie den Knoblauch, dann die Schalotten. braten, bis die Schalotten transparent und schlaff sind. Ingwer und Tomaten dazugeben. 1 Minute kochen.

5. die verdünnte Fischbrühe und die Fischsauce eingießen. die Karotten und Chayote hinzufügen. Masala-Pulver, Currypulver und das spanische Paprikapulver vermischen. geben Sie dies eine schnelle Rühren. lassen Sie diesen Koch teilweise für etwa 15 bis 10 Minuten bedeckt, oder bis der Chayote ist vollständig transparent und Gabel zart.

6. Gießen Sie die Dose Kokosmilch ein. die Wärme auf die niedrigste Einstellung herunterdrehen.

7. Die gekochten Fischfilets in die Pfanne geben und sorgfältig mit den restlichen Zutaten unterrühren. Das Curry 3 Minuten köcheln lassen, abdecken. Entfernen Sie die Pfanne unmittelbar danach von der Flamme.

8. Teilen Sie das Curry in 2 gleiche Teile und Pfanne in einzelnen Schalen. servieren, während heiß.

Grüner Apfel Gewürz Smoothie

Zutaten
1 Banane
1 Grüner Apfel in Stücke geschnitten
1 Tasse Spinat frisch oder gefroren
1/2 Teelöffel Zimt
1/2 Teelöffel Kardamom
1 Prise Muskatnuss
1 Tasse Kokosmilch
Eiswürfel (optional)

Anleitung
1.Setzen Sie alle Zutaten in einen Mixer und mixen Sie, bis die Konsistenz glatt und cremig ist. Sofort servieren.

Zubereitungszeit: 10 Minuten

Süße Kartoffel-Frühstücks-Pfanne

Zutaten
1 Zwiebel (groß, gewürfelt)
3 EL Olivenöl extra Vergine
2 italienische Wurst (gewürfelt)
2 Süßkartoffeln (fein gehackt)
6-7 Stück Spargel (zerhackt)
Salz und frisch gemahlener Pfeffer (nach Geschmack)
3 Eier
1 EL frische Petersilie (gehackt)

Anleitung
1. Einen Esslöffel Olivenöl in einer großen Pfanne bei mittlerer Hitze erhitzen. Fügen Sie die Zwiebel hinzu mit Salz und lassen sie sie leicht anbraten.
2. Fügen Sie die Wurst in die Pfanne hinzu und für 4-5 Minuten kochen lassen. Geben Sie die Süßkartoffeln und Spargel , zusammen mit einem anderen Esslöffel Olivenöl hinzu. Mit Salz und Pfeffer bestreuen. Deckel auf die Pfanne legen und für 5-6 Minuten kochen lassen, bis die Kartoffeln beginnen zu erweichen. Gelegentlich umrühren.
3. Eier in einer Schüssel verrühren und in die Pfanne geben. Für weitere 5 Minuten kochen. Sofort servieren und mit frischer Petersilie garnieren.

Zubereitungszeit: 15 Minuten

Bananen Nuss Brot

Zutaten
¾ Tasse Kokosnußmehl
¼ Tasse Pfeilwurzmehl
½ Tasse Mandelmehl
2 TL Zimt
2 TL Backpulver
1 Teelöffel Meersalz
½ Tasse gehackten Pekannüsse
½ Tasse Rosinen
2 reife Bananen (mittel)
3 Eier
½ Tasse Kokosmilch
1 ½ Tassen ungesüßter Apfelmus
1 TL Vanille
½ Tasse Nüsse (nach Belieben)

Anleitung
1. Ofen vorheizen auf 350 Grad.
2. Pergamentpapier auf eine große Brotpfanne geben
3. Alle trockenen Zutaten in einer Rührschüssel mit einer Gabel gut.
4. Setzen Sie alle flüssigen Zutaten in die Schüssel hinzugeben und mit einem Handmixer gut mixen. Der Teig soll fest sein.
5 Den Teig auf die Brotpfanne gleichmäßig verteilen und bestreuen Sie die Oberseite mit Mischmuttern.
6. Für 60-70 Minuten backen, bzw bis der Zahnstocher zur Überprüfung sauber raus kommt.

Zubereitungszeit: 70 Minuten

Kokosnuss Kürbissuppe

Zutaten
2 EL Olivenöl
1 Zwiebel gewürfelt
1 Knoblauchzehe fein gehackt
1/2 TL Ingwerpulver
1 / 4tsp Cinnamon
1 TL frischer Thymian
3,2 kg Kürbis püriert
2 Tassen Hühnerbrühe
4 Dosen Kokosmilch
geröstete Pistazien zum Garnieren
Meersalz nach Geschmack
frisch gemahlener Pfeffer nach Geschmack

Anleitung
1. In einem großen Topf das Öl bei mittlerer Stufe erhitzen. Fügen Sie die Zwiebel und Knoblauch hinzu und kochen bis sie weich sind.
2. Ingwer, Cinnamon undThymian hinzugeben. Fügen Sie den Kürbis und Brühe hinzu. Mit einem Pürierstab pürieren.
3. Die Kokosmilch in den Topf geben. Mit Salz und Pfeffer würzen und köcheln lassen.
4. Die Suppe garnieren mit Pistazien und einem Klecks Kokoscreme

Zubereitungszeit: 30 Minuten

ZAB-Suppe (Zucchini, Rucola, Basilikum)

Zutaten
1 Zwiebel (Medium, gewürfelt)
2 EL Olivenöl
5 Knoblauchzehen
3 Zucchini (mittel bis groß)
2 Tassen Gemüsebrühe
1 Prise Salz
1 Tasse frische Basilikumblätter (gepackt)
1 Tasse Rucola (gepackt)
1 Zitrone (entsaftet)

Anleitung
1. In einem großen Topf das Öl auf hoher Stufe erhitzen. Gewürfelte Zwiebel dazugeben und für 3-bis 4 Minuten glasig dünsten
2. Knoblauch zerhacken und in den Topf geben. Stufe herunterfahren und für 5 Minuten braten
3. Zuchinni in den Topf geben.
4. Zitronensaft und Prise Salz dazugeben..
5. Topf abdecken, Hitze herunterschalten und für weiter 5 Minuten kochen lassen.
6. Rühren und weiter kochen bis die Zucchini weich ist.
7. Rucola und Basilikum dazugeben und mit Pürierstab pürieren
8. Servieren.

Zubereitungszeit: 15 Minuten

Paleo-Frühstückswaffeln

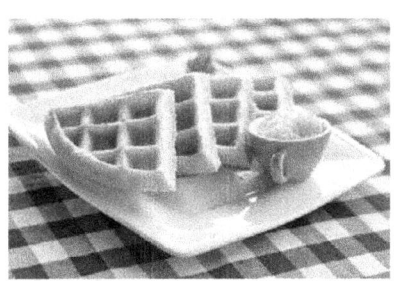

Zutaten für 4 Portionen:

1 große	Banane
2	Ei(er)
1 TL	Vanilleextrakt
2 EL	Kokosöl
1 Prise(n)	Salz
¼ TL	Backpulver
	Kokosöl oder Butter für Waffeleisen
evtl.	Ahornsirup
evtl.	Butter

Zubereitung:

- Die Kochbananen leicht mit einer Gabel zerdrücken.
- Bananen und Eier in einen Mixer geben und zu einer teigähnlichen Masse verarbeiten. Die restlichen Zutaten hinzufügen und nochmals alles gut durchmischen
- Das Waffeleisen mit Kokosöl beziehungsweise Butter einreiben und die Masse einzeln herausbacken.

Tipp:

Wer kein Waffeleisen zu Hause hat kann die Teigmasse ganz einfach mittels einer beschichteten Pfanne, eventuell mit etwas Fett zu Pancakes herausbraten.

Frühlingsomelette mit Räucherlachs und Salat

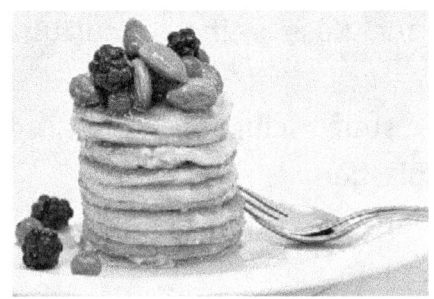

Zutaten für 4 Portionen

3 mittelgroße Eier

80 g Schweizer Käse

Salz

Chiliflocken

150 g Räucherlachs

1 Bund Frühlingszwiebeln

5 mittelgroße Radieschen

1 mittelgroße Zitrone

125 ml Crème fraîche

1/4 mittelgroße Salatgurke

1 Bund Blattpetersilie

1/4 Stange Lauch

1 Esslöffel Öl

Zubereitung

1. Eines der Eier trennen. Die zwei anderen Eier mit dem Eigelb mischen, mit Salz und Pfeffer würzen. Den Schweizer Käse reiben und unter die Eier mischen.
2. 1/3 Eiweiß steif schlagen und unter die Ei-Käsemasse mischen.
3. Den Lachs, den Lauch und die Gurke klein würfeln, die Radieschen hobeln.
4. Etwas Öl in eine Pfanne geben und heiß werden lassen. Die Eiermasse hinzufügen und danach stocken lassen. Den Räucherlachs, die Gurke und die Zwiebeln in die Mitte legen und eine Seite des Omeletts umklappen. Später dann wenden.
5. Die Crème fraîche mit Zitronensaft mischen und mit etwas Salz und Chiliflocken abschmecken.

Geröstetes Low-Carb-Müsli

Zutaten für 8 Portionen

120 g Sojaflocken

80 g kernige Haferflocken

50 g Kokoschips

50 g Mandeln

50 g geschrotete Leinsamen

50 g Weizenkleie

20 g Honig

1 g Stevia-Streusüße *

1 EL Öl

0,5 TL Zimtpulver

3 Msp. gemahlene Vanille

Zubereitung

1. Den backofen mit dem blech auf mittlerer schiene auf eine temperatur von 150° vorheizen. Sojaflocken, haferflocken, kokoschips, mandeln, leinsamen und weizenkleie in einer schüssel mischen.
2. Den honig, das stevia, das öl, den zimt und die vanille mit zwei esslöffeln wasser vermischen. Das honigwasser anschließend mit der flockenmischung vermischen.

3. Das backblech mit papier auslegen und die müslimischung darauf verteilen. Im ofen eine viertelstunde lang backen, nach zehn minuten umrühren.

4. Das müsli aus dem backofen nehmen und auf dem blech kühlen lassen, danach in einen verschließbaren behälter füllen. Die haltbarkeit beträgt mindestens vier wochen.

Topinambur-Bauernfrühstück

Zutaten für 4 Portionen

600 g Topinambur

200 g Zwiebeln, oder Schalotten

4 EL Olivenöl

6 Eier, M

100 ml Milch

Salz und schwarzer Pfeffer

0,5 Bünde Schnittlauch

Pimentón de la vera, Räucherpaprika

Zubereitung

1. Die topinambur von der schale befreien, säubern und diagonal in etwa ein zentimeter dicke scheiben zerschneiden. Die zwiebeln von der schale befreien und in ringe zerschneiden. In zwei pfannen je einen esslöffel öl erhitzen. In den pfannen die zwiebelringe in zwei hälften glasig dünsten. Herausnehmen und beiseitestellen. In jeder der pfannen nochmals einen esslöffel öl erhitzen. Die scheiben der topinambur in die pfannen geben, bei ausreichender hitze etwa zwei minuten anbraten. Die hitze etwas verringern und die topinamburscheiben etwa acht minuten bei nicht zu

großer hitze weiter braten, bis die scheiben knusprig und innen weich genug sind.

2. Währenddessen die eier öffnen und mit der milch vermischen, nach individuellem geschmack würzen. Den schnittlauch mit wasser säubern, trocknen und in röllchen zerschneiden.

3. Die zwiebelringe zurück zu den topinambur-scheiben geben und aufwärmen. Die masse aus eiern verteilen und bei geringer hitze stocken lassen. Ist die masse aus eiern gestockt, aber noch weich, das gericht mit pimenton und mit dem schnittlauch dekorieren.

Matcha-Energie-Bällchen

Zutaten für 12 Stücke

200 g Cashewkerne

150 g Medjooldatteln, getrocknet

20 g Kakaonibs

0,5 g Matcha-Pulver

0,5 g Vanillepulver

Zubereitung

1. Die cashew kerne in einer küchenmaschine in kleine stückchen zerkleinern. Dann nach und nach während des mischvorganges das vanillepulver, das matcha pulver, die kakaonibs und die datteln dazugeben.
2. Die masse mit den händen zu bällchen formen. Man bewahrt die bällchen am besten im kühlschrank auf, sie halten sie sich einige tage lang frisch.

Schweinefleisch nach Szechuan Art

Zutaten für 4 Portionen

200 g Reis

500 g Schweinefleisch

3 Esslöffel Sojasauce

2 Esslöffel Reiswein

1 Esslöffel Sesamöl

1/2 Teelöffel Szechuan Pfeffer

125 ml Ananassaft

500 g Ananas

2 Esslöffel Bohnenpaste

250 ml Erdnussöl

1 Esslöffel Erdnussöl

1 mittelgroßer Paprika grün

1 Esslöffel Ingwer

Zubereitung

1. Den Reis im Wasser garen.
2. Das Fleisch in etwa zwei Zentimeter große Würfel zerteilen. Eine Marinade aus der Sojasoße, dem Reiswein, dem Sesamöl und dem Szechuan Pfeffer anrühren. Das Fleisch etwa zehn Minuten ziehen lassen. Herausnehmen und wegstellen. Die Marinade auf jeden Fall noch aufheben.

3.Den Ananassaft mit der Bohnenpaste sowie der restlichen Marinade verrühren.

4.Ungefähr 250 ml Erdnussöl in einer Pfanne mit flachem Boden erhitzen. Die Hälfte vom Fleisch in das das heiße Öl geben und unter Rühren etwa fünf Minuten braten, bis es schön braun ist. Das Fleisch wieder aus dem Wok herausnehmen, zur Seite legen und das andere Fleisch auf die gleiche Art und Weise zubereiten.

5.Die Paprika und die Ananas klein schneiden, den Ingwer hacken. Das Fett aus dem Wok abgießen, den Wok auswaschen, trocknen und wieder auf die Herdplatte stellen. Einen Esslöffel Erdnussöl und den Ingwer hineingeben und für etwa zehn Sekunden anbraten. Den Paprika zufügen, eine Minute mit garen. Die Ananas und die Soße im Wok verteilen, eine Minute köcheln lassen, leicht eindicken lassen.

6.Das Fleisch dazugeben und weitere drei Minuten erhitzen.

Blumenkohlcurry mit Erbsen

Zutaten für 4 Portionen

1 kg Blumenkohl

2 Frühlingszwiebeln

2 große Tomaten

2 EL Ghee, ersatzweise neutrales Öl

2 TL Kreuzkümmelsamen

2 TL gemahlener Koriander

1 TL Kurkumapulver

0,5 TL Chilipulver

0,334 l Gemüsebrühe

Salz

150 g TK-Erbsen

0,5 Bünde Koriandergrün

Zubereitung

1. Den blumenkohl säubern und in teile zerlegen. Die frühlingszwiebeln putzen, waschen und mit dem dunklen grün in feine ringe schneiden. Die tomaten waschen oder überbrühen und häuten, dann klein würfeln.
2. Das ghee in einem topf erhitzen und die kreuzkümmelsamen darin kurz anbraten. Koriander, kurkuma und chilipulver dazugeben und kurz mit anrösten. Den blumenkohl und die frühlingszwiebeln unterrühren und kurz mit andünsten.
3. Die tomaten und die brühe (ersatzweise wasser) dazugeben. Das curry mit salz würzen und zugedeckt bei mittlerer hitze ca. 10 minuten köcheln, bis der blumenkohl knapp bissfest gegart ist.
4. Die gefrorenen erbsen untermischen und das curry 2–3 minuten weiterköcheln. Inzwischen das koriandergrün waschen und trocken schütteln. Die blätter abzupfen, fein hacken und unter das curry mischen. Das curry mit salz abschmecken. Dazu schmeckt basmatireis.

Mangold-Bärlauch-Nudeln

Zutaten für 2 Portionen

150 g griechischer Joghurt, 10 % Fettgehalt

1 kleines Bund Bärlauch

1 EL rosa Pfefferbeeren

1 EL Zitronensaft

3 EL Olivenöl

Salz und Zucker

200 g Mangold

200 g Buchweizen-Spaghetti *

2 EL Wasser

Zubereitung

1. Den Joghurt aus dem Kühlschrank entnehmen. Den Bärlauch säubern und die groben Stiele entfernen. Die Blätter mit etwas rosa Pfeffer, dem Joghurt, dem Zitronensaft und Olivenöl im Mixer fein pürieren. Joghurt mit Salz und einer Prise Zucker abschmecken.
2. Den Mangold säubern, die weißen Stängel keilförmig aus den Blättern schneiden und klein würfeln. Das Grün in Streifen schneiden.
3. In einem Topf zwei Liter Wasser aufkochen lassen, zwei Teelöffel Salz und die Nudeln hinzufügen, einmal umrühren und die Nudeln nach

Packungsangabe in etwa zehn Minuten bissfest kochen.

4. Während die Nudeln kochen, das übrige Öl in einer Pfanne auf Temperatur bringen. Die gewürfelten Mangoldstängel hinzufügen und zwei Minuten braten. Wasser hinzufügen und die Stängel in zwei bis drei Minuten zugedeckt weich dünsten. Die Mangoldblätter hinzufügen und noch etwa zwei Minuten mit dünsten. Mit Salz nach Geschmack würzen.
5. Die Nudeln in ein Sieb abgießen und ca. eine halbe Minute abtropfen lassen, dann mit dem Mangold vermischen und in zwei tiefe Teller verteilen. Den Bärlauchjoghurt darüber gießen und alles servieren.

Wok-Ratatouille

Zutaten für 2 Portionen

1 Zucchino (200 g)

0,5 kleine Aubergine (150 g)

1 rote Paprikaschote

100 g Kirschtomaten

4 Zweige Thymian

1 Zweig Rosmarin

2 Knoblauchzehen

3 EL Olivenöl

Salz und Pfeffer

Zubereitung

1. Das gemüse säubern und putzen. Den zucchino, die aubergine und die paprikaschote getrennt in einen halben zentimeter große würfel zerschneiden. Die tomaten in hälften teilen. Die kräuter säubern und trocknen, die nadeln und blättchen entfernen und zerhacken. Den knoblauch von der schale befreien und in würfel schneiden.
2. Den wok auf temperatur bringen und zwei esslöffel öl hineingeben. Die auberginenwürfel bei großer hitze unter rühren zwei bis drei minuten braten. Den zucchino und die paprika mit dem übrigen öl und den

kräutern hinzufügen und alle zutaten unter rühren weitere zwei bis drei minuten anbraten.

3. Die tomaten und den knoblauch untermischen und kurz weiterbraten. Das gericht mit salz und pfeffer würzen und umgehend servieren. Dazu reicht man frisches baguette.

Shirataki-Nudeln mit Spargel

Zutaten für 2 Portionen

300 g grüner Spargel

200 g Shirataki-Nudeln

100 g Erbsen

2 mittelgroße Tomaten

1/2 mittelgroße Paprika

1 Kugel Mozzarella

1–2 Zweige Basilikum

1,5 Esslöffel Olivenöl

1 Spritzer Zitronensaft

Salz und Pfeffer

Zubereitung

Den Spargel mit einem Schäler schneiden, danach in heißem Salzwasser kochen. Nach ungefähr drei bis fünf Minuten herausnehmen und in kaltem Wasser abkühlen. Die Tiefkühl-Erbsen in Salzwasser kochen. Dann zur Seite stellen.

1. Die nudeln unter fließendem wasser säubern. Für eine halbe minute in kochendem wasser heiß machen, das wasser abgießen, die nudeln in eine schüssel geben.
2. Die tomaten, den paprika und den mozzarella würfeln, basilikum zerhacken und gemeinsam mit dem spargel und den erbsen hinzufügen.

3. Aus dem öl, der zitrone, dem salz und dem pfeffer ein dressing mischen und zu dem salat hinzufügen, gut vermengen, fertig.

Eiergratin mit Schalotten

Zutaten für 4 Portionen

6 Eier

2 Schalotten

1 EL Butter

1 gehäufter EL eingelegter grüner Pfeffer

3 EL Crème fraîche

Salz

20 g Butter

1 EL Mehl

0,25 l Milch

50 ml Rahm

Salz und Pfeffer, aus der Mühle

1 Prise frisch geriebener Muskat

2,5 EL geriebener Parmesan, oder Sbrinz

1 Bund Schnittlauch

Zubereitung

1. Die Eier mit kaltem Wasser bedeckt kochen und ab dem Siedepunkt für sieben Minuten hart kochen. Das Wasser wegschütten, die Eier kalt abschrecken, von der Schale befreien und der Länge nach halbieren. Die Eigelbe herauslösen und durch ein Sieb in eine Schüssel streichen. Die Eiweißhälften in eine ausgebutterte Gratinform setzen.
2. Die Schalotten von der Schale befreien und fein hacken. In der Butter glasig andünsten. Zu den Eigelben hinzufügen. Den Pfeffer zerdrücken und mit der Crème fraîche ebenfalls hinzufügen. Mit dem Salz abschmecken. Die Eigelbmasse mithilfe von zwei Teelöffeln in die Eihälften füllen.
3. Für die Sauce in einem Topf die Butter zerschmelzen. Das Mehl hinzufügen und unter Rühren dünsten. Die Milch und den Rahm dazu gießen, aufkochen und die Sauce auf geringer Temperatur vier bis fünf Minuten kochen lassen. Dann mit Salz, Pfeffer, Muskat und Parmesan würzen. Den Schnittlauch dazu schneiden. Etwas Sauce über die gefüllten Eier träufeln, den Rest drum herum verteilen.

Bohnen in Sahne-Senf-Sauce

Zutaten für 1 Portion

150 g grüne Bohnen

1 Schalotte

1 Zentimeter frischer Ingwer

150 ml Sahne

2 EL mittelscharfer Senf

2 EL Schmand

Salz und Pfeffer

etwas Chili

Thymian

Zubereitung

1. Die Bohnen säubern, die Enden entfernen und in der Mitte teilen.
2. In Salzwasser so lange kochen, bis sie gar sind, aber noch Biss haben.
3. Für die Sauce die geschnittene Schalotte und den Ingwer in Öl dünsten. Die Sahne, den Schmand und den Senf hinzufügen.

4. Die Sauce mit dem Salz, dem Pfeffer, dem Chili und dem Thymian abschmecken und noch einmal aufkochen lassen.
5. Sobald die Bohnen aus dem Wasser genommen sind mit der Sauce vermischen und servieren.

Feuerkartoffeln

Zutaten für 4 Portionen

4 festkochende Kartoffeln

Salz

0,5 TL Kümmelsamen

1 Knoblauchzehe

125 g Zottarella Kugel Light

0,5 TL Chiliflocken

1 EL Pesto

Pfeffer

Zubereitung

1. Den Grill oder den Backofen auf eine Temperatur von 200 °C mit der Einstellung Ober- und Unterhitze vorheizen.
2. Die Kartoffeln säubern und mit der Schale in genügend Salzwasser mit Kümmel etwa eine halbe Stunde garen. Das Wasser abgießen, auskühlen lassen, diagonal in Hälften teilen und aushöhlen. Das Innere in eine Schüssel geben.
3. Den Knoblauch von der Schale befreien und fein zerhacken. Die Zottarellakugel abtropfen lassen, in Würfel schneiden und mit dem Kartoffelinneren, dem Knoblauch, dem Chili und dem Pesto mischen. Mit Salz und Pfeffer nach Geschmack würzen.

4. Die Füllung auf die Hälften der Kartoffeln verteilen, die Hälften zusammensetzen und die Kartoffeln in Alufolie wickeln. Im Backofen oder auf dem Grill für etwa eine halbe Stunde backen.

Schmackhafte Hähnchenmuffins

Zutaten:

½ Kg Hähnchenbrust
¼ Teelöffel Knoblauchpulver
¼ Teelöffel schwarzer Pfeffer
Eine Prise Salz
¼ Tasse Kokosnussöl
2 Esslöffel Kokosnussöl
¼ Tasse in Scheiben geschnittene Zwiebeln
Eine Prise Meersalz
¼ Teelöffel schwarzer Pfeffer
Eine Prise Salz

Anleitung:
Heizen Sie den Ofen auf 200 C vor.
Marinieren Sie die Hähnchenbrust und würzen Sie es mit Knoblauch, Meersalz und schwarzem Pfeffer.
Backen Sie für 25 Minuten.
Zerkleinern Sie die Hähnchenbrust mit 2 Gabeln, dann geben Sie die ¼ Tasse Kokosnussöl über das Hähnchen und mischen Sie es zusammen.
Rühren Sie die Eier in einer mittelgroßen Schüssel.
Fügen Sie 2 EL Kokosöl, Zwiebeln, Meersalz und schwarzen Pfeffer hinzu.
Geben Sie ungefähr 3 Löffel der Ei Mischung in die, mit Backpapier ausgelegten Muffinbecher, um Sie zur Hälfte zur füllen.
Löffeln Sie vorsichtig 2 Löffel des zerkleinerten

Hähnchens in jeden Muffinbecher, so dass es gleichmäßig verteilt ist.
Backen Sie bei 200 C für 30 Minuten.

Kokoskuchen

Zutaten:
3 Esslöffel Kokosnussmehl
1 Esslöffel Kokosnusszucker
¼ Teelöffel Backpulver
1 Esslöffel Honig
1 Esslöffel Kokosnussöl
1 Kokosnussmilch
1 Ei

Anleitung:
Kombinieren Sie die Zutaten in einer mikrowellensichereren Tasse und rühren Sie alles zusammen.
Platzieren Sie es in der Mikrowelle und kochen Sie es für 2 Minuten.
Genießen Sie es sofort.

Paleo Kürbis Tassenkuchen

Zutaten:
1 Esslöffel Mandelmehl
3 Esslöffel Wasser
½ Tassen Mandelmehl
¼ Tasse Kokosnussmehl
¼ Tassen Tapioka Pulver
½ Teelöffel Backpulver
½ Esslöffel Kürbiskuchengewürz
½ Tasse Datteln
1 Tasse gehackter Kürbis
½ Teelöffel Apfelcidre Essig
2 Esslöffel Kokosnussöl
½ Tasse geriebene Zucchini
½ Tasse in Schieben geschnittene Mandeln

Anleitung:
Heizen Sie den Ofen auf 200 C vor.
Kombinieren Sie die trockenen Zutaten und alle Gewürze in einer Schale.
Rühren Sie das Mandelmehlund Wasser zusammen.
Fügen Sie zu der Mandelmehl Mischung Datteln, Kürbis und Kokosnussöl hinzu.
Mixen Sie es anschließend in eine Küchenmaschine.
Geben Sie die Kürbismischung, die Zucchini, Nüsse und Beeren zu den trockenen Zutaten.
Löffeln Sie die Muffinmischung in Papiermuffinschälchen.
Backen Sie sie bei 200 C 30 Minuten lang.

Kokos – Honig Knuspermüsli

Zutaten:
2 Tassen Kokosöl
1 Tasse Honig
6 Tassen Haferflocken
2 Tassen geriebene Kokosnuss
1 Tasse getrocknete Moosbeeren
1 Tasse getrocknete Kirschen
1 Tasse Rosinen
1 Tasse Walnüsse
1 Tasse geschnittene Mandeln
1 Tasse Sonnenblumensamen
1 Tasse Kürbiskerne
2 Teelöffel Vanille
2 Esslöffel Zimt

Anleitung:
Ofen auf 150 Grad C vorheizen.
Walnüsse, geschnittene Mandeln, Sonnenblumenkerne und Kürbiskerne für 10 Minuten einweichen.
Kokosöl, Honig und Vanille bei kleiner Hitze zum Schmelzen bringen und vermischen.
Restliche Zutaten in eine große Schüssel geben und vermischen.
Kokosöl – Honig Mixtur über die trockenen Zutaten geben und sorgfältig umrühren.
Backbleche mit Kokosöl einfetten.
Granola einschichtig über die Backbleche verteilen.

1 Stunde backen, ab und zu umrühren. Leckeres Nuss-Obst-Frühstück

Vorbereitungszeit: 10 Minuten
Garzeit: 10 Minuten
Portionen: 4
Zutaten:
- ½ Tasse Mandeln, 12 Stunden eingeweicht und abgetropft
- ½ Tasse Walnüsse, 12 Stunden eingeweicht und abgetropft
- 2 Äpfel, geschält, entkernt und gewürfelt
- 1 Butternusskürbis, geschält und gewürfelt
- 1 Teelöffel Zimtpulver
- 1 Esslöffel Honig
- ½ Teelöffel Muskatnuss, gemahlen
- 1 Tasse Kokosmilch

Richtungen:
1. Geben Sie Mandeln und Walnüsse in Ihren Mixer, geben Sie etwas Wasser hinzu, mischen Sie alles gut, geben Sie es in Ihren Instant-Topf, fügen Sie Äpfel, Kürbis, Zimt, Honig, Muskatnuss und Kokosmilch hinzu, rühren Sie es um, decken Sie es ab und kochen Sie es 10 Minuten lang auf hoher Stufe

2. Alles zerdrücken, in Schalen teilen und zum Frühstück servieren.

genießen!

Ernährung: Kalorien 140, Fett 1, Ballaststoffe 2, Kohlenhydrate 2, Protein 4

Speck Und Süßkartoffeln

Vorbereitungszeit: 10 Minuten
Garzeit: 10 Minuten
Portionen: 4
Zutaten:
- ½ Tasse Orangensaft
- 4 Speckscheiben, gekocht und zerbröckelt
- 4 Pfund Süßkartoffeln, in Scheiben geschnitten
- 3 Esslöffel Agavennektar
- ½ Teelöffel Thymian, getrocknet
- ½ Teelöffel Salbei, zerkleinert
- eine Prise Meersalz und schwarzer Pfeffer
- 2 Esslöffel Olivenöl

Richtungen:
1. Geben Sie Süßkartoffelscheiben, Orangensaft, Agavennektar, Thymian, Salbei, Meersalz, schwarzen Pfeffer, Olivenöl und Speck in Ihren Instant-Topf, decken Sie ihn ab und kochen Sie ihn 10 Minuten lang auf hoher Stufe.
2. Transfer auf Teller und zum Frühstück servieren.

genießen!

Ernährung: Kalorien 159, Fett 4, Ballaststoffe 4, Kohlenhydrate 5, Protein 4

Toller Zucchini-Aufstrich

Vorbereitungszeit: 20 Minuten
Garzeit: 8 Minuten
Portionen: 4
Zutaten:

- 2 Esslöffel Olivenöl

- 3 Pfund Zucchini, geschält und grob gehackt

- 3 gehackte Knoblauchzehen

- 2 gelbe Zwiebeln, gehackt

- 2 gehackte Karotten

- ½ Tasse Wasser

- ⅓ Tasse Tomaten, zerkleinert

- 2 Lorbeerblätter

- eine Prise Cayennepfeffer

- eine Prise Salz und schwarzen Pfeffer

Richtungen:
1. Zucchini in eine Schüssel geben, etwas Salz hinzufügen, werfen, 20 Minuten ruhen lassen und überschüssiges Wasser abtropfen lassen.
2. Geben Sie das Öl in Ihren Instant-Topf, stellen Sie es in den Bratmodus und erhitzen Sie es.
3. Karotten, Zucchini und Zwiebeln dazugeben, umrühren und 5 Minuten anbraten.

4. Lorbeerblätter, eine Prise Salz, Pfeffer, Cayennepfeffer, Tomaten und Wasser hinzufügen, umrühren, abdecken und 3 Minuten auf hoher Stufe kochen lassen.
5. In den Mixer geben, etwas abkühlen lassen und pulsieren lassen, bis eine Paste entsteht.
6. in eine Schüssel geben und zum Frühstück servieren.

genießen!

Ernährung: Kalorien 100, Fett 2, Ballaststoffe 1, Kohlenhydrate 3, Protein 4

Tomaten-Spinat-Frühstücksmischung

Vorbereitungszeit: 10 Minuten
Garzeit: 20 Minuten
Portionen: 6
Zutaten:

- 12 Eier
- eine Prise Salz und schwarzen Pfeffer
- ½ Tasse Kokosmilch
- 3 Tassen Babyspinat, gehackt
- 1 Tasse Tomate, gehackt
- 1 und ½ Tassen Wasser
- 3 gehackte Frühlingszwiebeln

Richtungen:
1. Eier in einer Schüssel mit Salz, Pfeffer, Milch, Spinat, Tomate und Frühlingszwiebeln mischen und gut verquirlen.
2. gieße dies in eine runde Auflaufform.
3. Geben Sie das Wasser in Ihren Instant-Topf, fügen Sie den Dampfkorb hinzu, stellen Sie die Schüssel hinein, decken Sie sie ab und kochen Sie sie 20 Minuten lang auf hoher Stufe.
4. auf Teller verteilen und zum Frühstück servieren.

genießen!

Ernährung: Kalorien 210, Fett 3, Ballaststoffe 3, Kohlenhydrate 4, Protein 4

Toller Eierauflauf

Vorbereitungszeit: 10 Minuten
Garzeit: 3 Stunden
Portionen: 6
Zutaten:
- 32 Unzen Süßkartoffeln, gewürfelt
- 1 Tasse Kokosmilch
- 2 Tassen Schinken, gehackt
- 1 gelbe Zwiebel, gehackt
- 12 Eier
- eine Prise Salz und schwarzen Pfeffer
- Kochspray

Richtungen:
1. Eier in einer Schüssel mit Salz, Pfeffer, Zwiebeln, Schinken, Süßkartoffeln und Milch mischen und gut verquirlen.
2. Besprühen Sie Ihren Instant-Topf mit etwas Kochspray, fügen Sie die Eiermischung hinzu, decken Sie sie ab und kochen Sie sie 3 Stunden lang auf niedriger Stufe.
3. auf Teller verteilen und heiß servieren.

genießen!

Ernährung: Kalorien 253, Fett 3, Ballaststoffe 1, Kohlenhydrate 5, Protein 12

Pilzaufstrich

Vorbereitungszeit: 10 Minuten
Garzeit: 14 Minuten
Portionen: 6
Zutaten:
- 1 Unze Steinpilze, getrocknet
- 1 Pfund Champignons, in Scheiben geschnitten
- 1 Tasse heißes Wasser
- 1 Esslöffel Ghee
- 1 Esslöffel Olivenöl
- 1 Schalotte, gehackt
- ¼ Tasse kaltes Wasser
- eine Prise Salz und Pfeffer
- 1 Lorbeerblatt

Richtungen:
1. Steinpilze in eine Schüssel geben, 1 Tasse heißes Wasser hinzufügen und vorerst beiseite stellen.
2. Stellen Sie Ihren Instant-Topf auf den Bratmodus, fügen Sie Ghee und Öl hinzu und erhitzen Sie ihn.
3. Schalotte hinzufügen, umrühren und 2 Minuten anbraten
4. Steinpilze und ihre flüssigen, frischen Pilze, Kälte, Salz, Pfeffer und Lorbeerblatt hinzufügen, umrühren, abdecken und 12 Minuten auf hoher Stufe kochen lassen.

5. Lorbeerblatt und einen Teil der Flüssigkeit verwerfen und die Pilze mit einem Stabmixer mischen.
6. In kleine Schüsseln geben und als Frühstücksaufstrich servieren.

genießen!

Verrückter Leckerer Pudding

Vorbereitungszeit: 10 Minuten
Garzeit: 35 Minuten
Portionen: 6
Zutaten:
- 1 Mandarine, in Scheiben geschnitten
- Saft aus 2 Mandarinen
- 3 Esslöffel Stevia
- 4 Unzen Ghee, geschmolzen
- ½ Tasse Wasser
- 2 Esslöffel Flachsmehl
- ¾ Tasse Kokosmehl
- 1 Teelöffel Backpulver
- ¾ Tasse Mandeln, gemahlen
- Olivenöl-Kochspray

Richtungen:
1. Eine Laibpfanne einfetten, in Scheiben geschnittene Mandarine auf den Boden legen und beiseite stellen.
2. In einer Schüssel Ghee mit Stevia, Flachsmehl, Mandeln, Mandarinensaft, Mehl und Backpulver mischen, umrühren und auf Mandarinenscheiben verteilen.

3. Geben Sie das Wasser in Ihren Instant-Topf, stellen Sie den Untersetzer darauf, fügen Sie eine Laibpfanne hinzu, decken Sie ihn ab und kochen Sie ihn 35 Minuten lang auf hoher Stufe.
4. abkühlen lassen, in Scheiben schneiden und servieren.

genießen!

Ernährung: Kalorien 200, Fett 2, Ballaststoffe 2, Kohlenhydrate 3, Protein 4

Spezielles Dessert

Vorbereitungszeit: 10 Minuten
Garzeit: 25 Minuten
Portionen: 4
Zutaten:

- 3 Tassen Rooibos-Tee
- 1 Esslöffel Zimt, gemahlen
- 2 Tassen Blumenkohl, gereift
- 2 Äpfel, gewürfelt
- 1 Teelöffel Nelken, gemahlen
- 1 Teelöffel Kurkuma, gemahlen
- ein Spritzer Honig

Richtungen:
1. Geben Sie Blumenkohlreis in Ihren Instant-Topf, fügen Sie Tee hinzu, rühren Sie ihn um, decken Sie ihn ab und kochen Sie ihn 10 Minuten lang auf hoher Stufe
2. Zimt, Äpfel, Kurkuma und Nelken hinzufügen, umrühren, abdecken und 10 Minuten bei hoher Temperatur kochen.
3. In Schalen teilen, Honig darüber träufeln und servieren.

genießen!

Ernährung: Kalorien 152, Fett 2, Ballaststoffe 1, Kohlenhydrate 5, Protein 6

Einfache Kürbiskuchen

Vorbereitungszeit: 10 Minuten
Garzeit: 14 Minuten
Portion: 8
Zutaten:
- 2 Pfund Butternusskürbis, geschält und gehackt
- 2 Eier
- 2 Tassen Wasser
- 1 Tasse Kokosmilch
- 2 Esslöffel Honig
- 1 Teelöffel Zimtpulver
- ½ Teelöffel Ingwerpulver
- ¼ Teelöffel Nelken, gemahlen
- 1 Esslöffel Pfeilwurzpulver
- gehackte Pekannüsse

Richtungen:
1. 1 Tasse Wasser in Ihren Instant-Topf geben, den Dampfkorb hinzufügen, Kürbisstücke hinzufügen, abdecken, 4 Minuten auf hoher Stufe kochen, abtropfen lassen, in eine Schüssel geben und pürieren.
2. Honig, Milch, Eier, Zimt, Ingwer und Nelken hinzufügen, gut umrühren und in Auflaufförmchen gießen.
3. Geben Sie den Rest des Wassers in Ihren Instant-Topf, fügen Sie den Dampfkorb hinzu, fügen Sie

Auflaufförmchen hinzu, decken Sie ihn ab und kochen Sie ihn 10 Minuten lang auf hoher Stufe.
4. Mit gehackten Pekannüssen garnieren und servieren.

genießen!

Ernährung: Kalorien 132, Fett 1, Ballaststoffe 2, Kohlenhydrate 2, Protein 3

Cooler Pudding

Vorbereitungszeit: 10 Minuten
Garzeit: 5 Minuten
Portionen: 8
Zutaten:
- 1 Esslöffel Kokosöl

- 1 und ½ Tassen Wasser

- 1 Tasse Blumenkohl, gereift

- 14 Unzen Kokosmilch

- 2 Eier

- 3 Esslöffel Stevia

- ½ Teelöffel Vanilleextrakt

- 8 Unzen Ananas in Dosen, gehackt

Richtungen:
1. Mischen Sie in Ihrem Instant-Topf Öl mit Wasser und Blumenkohlreis, rühren Sie ihn um, decken Sie ihn ab und kochen Sie ihn 3 Minuten lang bei hoher Temperatur.
2. Stevia, Kokosmilch, Eier und Vanille hinzufügen, umrühren, den Topf auf köcheln lassen und zum Kochen bringen.
3. Ananas hinzufügen, umrühren, in Schalen teilen und servieren.

genießen!

Ernährung: Kalorien 112, Fett 2, Ballaststoffe 2, Kohlenhydrate 2, Protein 3

Karotten Dessert

Vorbereitungszeit: 10 Minuten
Garzeit: 14 Minuten
Portionen: 4
Zutaten:
- 1 Esslöffel Stevia
- 2 Tassen Babykarotten
- ½ Tasse Wasser
- ½ Esslöffel Ghee

Richtungen:
1. Stellen Sie Ihren Instant-Topf auf den Sauté-Modus, fügen Sie Ghee hinzu, schmelzen Sie es, mischen Sie es mit Stevia und Wasser und rühren Sie es gut um.
2. Karotten hinzufügen, zum Überziehen werfen, den Topf abdecken und 12 Minuten auf hoher Stufe kochen lassen.
3. in kleine Schalen teilen und servieren.

genießen!

Ernährung: Kalorien 76, Fett 1, Ballaststoffe 1, Kohlenhydrate 2, Protein 2

Tapioka-Pudding

Vorbereitungszeit: 10 Minuten
Garzeit: 10 Minuten
Portionen: 4
Zutaten:

- 1 und ½ Tassen Wasser

- tap Tasse Tapiokaperlen

- 1 und ¼ Tasse Kokosmilch

- Schale von ½ Zitrone

- 3 Esslöffel Stevia

Richtungen:
1. Tapiokaperlen in eine hitzebeständige Schüssel geben, Milch, ½ Tasse Wasser, Zitronenschale und Stevia hinzufügen und gut umrühren.
2. Geben Sie 1 Tasse Wasser in Ihren Instant-Topf, fügen Sie den Dampfkorb hinzu, fügen Sie das Gericht mit Tapiokapudding hinzu, decken Sie es ab und kochen Sie es 10 Minuten lang auf hoher Stufe.
3. in Desserttassen teilen und servieren.

genießen!

Ernährung: Kalorien 162, Fett 4, Ballaststoffe 1, Kohlenhydrate 3, Protein 3

Spezielle Karottenbeilage

Vorbereitungszeit: 10 Minuten
Garzeit: 6 Minuten
Portionen: 4
Zutaten:
- ½ Tasse Wasser
- 1 Esslöffel Olivenöl
- 1 Pfund Babykarotten
- 2 Esslöffel Dill, gehackt
- 1 Esslöffel Honig
- eine Prise schwarzer Pfeffer

Richtungen:
1. Stellen Sie Ihren Instant-Topf auf den Bratmodus, geben Sie das Öl hinzu und erhitzen Sie es.
2. Karotten dazugeben, umrühren und 1 Minute anbraten.
3. Honig, schwarzen Pfeffer und Wasser hinzufügen, abdecken und 5 Minuten auf hoher Stufe kochen lassen.
4. Dill hinzufügen, umrühren, auf Teller verteilen und als Beilage servieren.

genießen!

Ernährung: Kalorien 100, Fett 2, Ballaststoffe 3, Kohlenhydrate 3, Protein 4

Leckere Okra

Vorbereitungszeit: 10 Minuten

Garzeit: 14 Minuten
Portionen: 3
Zutaten:
- 2 Tassen Okra, in Scheiben geschnitten
- 2 Teelöffel süßer Paprika
- 4 gehackte Speckscheiben
- 1 Tasse Tomaten, gehackt
- 2 und ¼ Tassen Wasser
- schwarzer Pfeffer nach Geschmack

Richtungen:
1. Stellen Sie Ihren Instant-Topf auf den Bratmodus, fügen Sie Speck hinzu, bräunen Sie ihn 2 Minuten lang an, fügen Sie Okra und Paprika hinzu, rühren Sie ihn um und kochen Sie ihn weitere 4 Minuten lang.
2. schwarzen Pfeffer, Tomaten und Wasser hinzufügen, umrühren, abdecken und 8 Minuten auf hoher Stufe kochen lassen.
3. Auf Teller verteilen und als Beilage servieren.

genießen!

Ernährung: Kalorien 93, Fett 2, Ballaststoffe 2, Kohlenhydrate 2, Protein 6

Licht Brüssel Sprossen Beilage

Vorbereitungszeit: 5 Minuten
Garzeit: 5 Minuten
Portionen: 4

Zutaten:
- 1 Pfund Rosenkohl
- 1 Tasse Wasser
- Samen von 1 Granatapfel
- eine Prise Meersalz und schwarzer Pfeffer
- 1 Esslöffel Olivenöl
- ¼ Tasse Pinienkerne, geröstet

Richtungen:
1. setzt das Wasser in Ihrem Instant - Topf geben , den Dampfer Korb, fügt Rosenkohl innen, Abdeckung und Koch auf Höhe für 5 Minuten.
2. Sprossen in eine Schüssel geben, Granatapfelkerne, Pinienkerne, Salz, Pfeffer und Öl hinzufügen , werfen, auf Teller verteilen und als Beilage servieren.

genießen!

Ernährung: Kalorien 100, Fett 1, Ballaststoffe 2, Kohlenhydrate 2, Protein 6

Einfache Fenchelbeilage

Vorbereitungszeit: 5 Minuten
Garzeit: 6 Minuten
Portionen: 3

Zutaten:
- 2 Fenchelknollen, in Scheiben geschnitten
- 1 Esslöffel Kokosmehl
- 2 Esslöffel Olivenöl
- eine Prise Meersalz
- 2 Tassen Kokosmilch
- eine Prise Muskatnuss, gemahlen

Richtungen:
1. Stellen Sie Ihren Instant-Topf auf den Bratmodus, fügen Sie Ghee hinzu, erhitzen Sie ihn, fügen Sie Fenchel hinzu, bräunen Sie ihn einige Minuten lang an und mischen Sie ihn mit Salz, Pfeffer, Muskatnuss, Kokosmilch und Mehl.
2. Vorsichtig umrühren, abdecken und 6 Minuten bei niedriger Temperatur kochen lassen.
3. auf Teller verteilen und servieren.

genießen!

Ernährung: Kalorien 152, Fett 2, Ballaststoffe 3, Kohlenhydrate 5, Protein 6

Leckere Beilage

Vorbereitungszeit: 10 Minuten
Garzeit: 10 Minuten
Portionen: 7
Zutaten:
- 2 Esslöffel natives Olivenöl extra
- ½ Tasse gelbe Zwiebel, gehackt
- ½ Teelöffel Safranfäden, zerkleinert
- 2 Esslöffel Kokosmilch, erhitzt
- 1 ½ Tassen Blumenkohlreis
- 3 ½ Tassen Gemüsebrühe
- eine Prise Salz
- 1 Esslöffel Honig
- 1 Zimtstange
- ⅓ Tasse Mandeln, gehackt
- ⅓ Tasse Johannisbeeren, getrocknet

Richtungen:
1. In einer Schüssel Kokosmilch mit Safran mischen und umrühren.
2. Stellen Sie Ihren Instant-Topf auf den Bratmodus, fügen Sie Öl hinzu, erhitzen Sie ihn, fügen Sie Zwiebeln hinzu, rühren Sie um und braten Sie sie 5 Minuten lang an.

3. Blumenkohlreis, Brühe, Safran und Milch, Honig, Salz, Mandeln, Zimtstange und Johannisbeeren hinzufügen, umrühren, abdecken und 5 Minuten auf hoher Stufe kochen lassen.
4. Zimtstange wegwerfen, auf Teller verteilen und als Beilage servieren.

genießen!

Ernährung: Kalorien 243, Fett 3, Ballaststoffe 1, Kohlenhydrate 5, Protein 5

Leckerer Blumenkohl Und Minzreis

Vorbereitungszeit: 10 Minuten
Garzeit: 5 Minuten
Portionen: 4
Zutaten:

- 1 Tasse Blumenkohlreis
- 2 Esslöffel Olivenöl
- 1 kleine gelbe Zwiebel, gehackt
- 1 ½ Tassen Gemüsebrühe
- 2 Esslöffel Minze, gehackt
- eine Prise Salz und schwarzen Pfeffer

Richtungen:
1. Stellen Sie Ihren Instant-Topf auf den Bratmodus, geben Sie das Öl hinzu, erhitzen Sie es, fügen Sie Zwiebeln hinzu, rühren Sie um und kochen Sie es 3 Minuten lang.
1. Gemüsebrühe, Blumenkohlreis, Salz und Pfeffer hinzufügen, umrühren, abdecken und 5 Minuten auf hoher Stufe kochen.
2. Minze hinzufügen, alles zum Überziehen werfen, auf Teller verteilen und sofort als Beilage servieren.

genießen!

Ernährung: Kalorien 160, Fett 3, Ballaststoffe 2, Kohlenhydrate 6, Protein 10

Blumenkohlrisotto Und Artischocken

Vorbereitungszeit: 10 Minuten
Garzeit: 10 Minuten
Portionen: 4
Zutaten:

- 1 Esslöffel natives Olivenöl extra
- 5 Unzen Blumenkohlreis
- 2 gehackte Knoblauchzehen
- 1 und ¼ Tasse Hühnerbrühe
- 2 Esslöffel Flachsmehl
- 1 und ¼ Tasse Wasser
- 15 Unzen Artischockenherzen, gehackt
- 16 Unzen Cashewkäse
- 1 ½ Esslöffel Thymian, gehackt
- eine Prise Meersalz und schwarzer Pfeffer

Richtungen:
1. Stellen Sie Ihren Instant-Topf auf den Bratmodus, fügen Sie das Öl und den Blumenkohlreis hinzu, rühren Sie um und kochen Sie ihn 2 Minuten lang.
2. Knoblauch hinzufügen, umrühren, 1 Minute kochen lassen, in eine hitzebeständige Schüssel geben und mit Flachsmehl, Salz, Pfeffer und Brühe mischen.

3. Geben Sie das Wasser in Ihren Instant-Topf, fügen Sie den Dampfkorb hinzu, stellen Sie das Gericht mit dem Blumenkohlreis hinein, decken Sie es ab und kochen Sie es 7 Minuten lang auf hoher Stufe.
4. Cashewkäse, Artischockenherzen und Thymian hinzufügen, umrühren, auf Teller verteilen und als Beilage servieren.

genießen!

Ernährung: Kalorien 162, Fett 2, Ballaststoffe 2, Kohlenhydrate 4, Protein 7

Erfrischender Zucchini-Snack

Vorbereitungszeit: 10 Minuten
Garzeit: 3 Minuten
Portionen: 4
Zutaten:
- ½ Tasse Tomatensauce
- 1 Zucchini, in Scheiben geschnitten
- schwarzer Pfeffer nach Geschmack
- eine Prise Kreuzkümmel

Richtungen:
1. Geben Sie Tomatensauce in Ihren Instant-Topf, fügen Sie Zucchinischeiben, schwarzen Pfeffer und eine Prise Kreuzkümmel hinzu, werfen Sie sie vorsichtig hin, decken Sie sie ab und kochen Sie sie 3 Minuten lang auf hoher Stufe.
2. Zucchinischeiben auf einer Platte anrichten und als Snack servieren.

genießen!

Ernährung: Kalorien 100, Fett 1, Ballaststoffe 2, Kohlenhydrate 2, Protein 3

Unglaubliche Hühnchen Vorspeise

Vorbereitungszeit: 10 Minuten
Garzeit: 10 Minuten
Portionen: 2
Zutaten:

- 2 Teelöffel Petersilie

- 2 Hähnchenbrust ohne Haut und ohne Knochen

- ½ Teelöffel Zwiebelpulver

- 1 Tasse Wasser

- 2 Teelöffel süßer Paprika

- ½ Tasse Zitronensaft

- eine Prise Meersalz und schwarzer Pfeffer

- 5 Tassen Babyspinat

- 8 Erdbeeren, in Scheiben geschnitten

- 1 kleine rote Zwiebel, in Scheiben geschnitten

- 1 Avocado, entkernt, geschält und in kleine Stücke geschnitten

- ¼ Tasse Olivenöl

- 1 Esslöffel Estragon, gehackt

- 2 Esslöffel Balsamico-Essig

Richtungen:

1. Hühnchen in eine Schüssel geben, Zitronensaft, Petersilie, Zwiebelpulver und Paprika hinzufügen und zum Überziehen werfen.
2. Geben Sie das Wasser in Ihren Instant-Topf, fügen Sie den Dampfkorb hinzu, fügen Sie Hähnchenbrust hinzu, decken Sie ihn ab und kochen Sie ihn 10 Minuten lang auf hoher Stufe.
3. Das Huhn auf ein Schneidebrett geben, abkühlen lassen, zerkleinern und in eine Salatschüssel geben.
4. Fügen Sie Spinat, Zwiebel, Erdbeeren und Avocado hinzu und werfen Sie.
5. In einer Schüssel Öl mit Essig, Salz, Pfeffer und Estragon mischen, gut zum Salat verquirlen, werfen, auf Vorspeiseteller verteilen und servieren.

genießen!

Ernährung: Kalorien 140, Fett 1, Ballaststoffe 3, Kohlenhydrate 3, Protein 3

Exotische Sardellen

Vorbereitungszeit: 10 Minuten
Garzeit: 4 Minuten
Portionen: 2
Zutaten:

- 2 gehackte Knoblauchzehen
- 1 Esslöffel Wasser
- 1 Esslöffel Stevia
- 1 Tasse Sardellen, getrocknet
- 1 ½ Esslöffel Olivenöl
- schwarzer Sesam zum Servieren
- geröstete Sesamkörner zum Servieren

Richtungen:
1. In einer Schüssel Wasser mit Knoblauch und Stevia mischen, umrühren und einige Minuten ruhen lassen.
2. Stellen Sie Ihren Instant-Topf auf den Bratmodus, fügen Sie Sardellen hinzu, rühren Sie um, kochen Sie sie 1 Minute lang und geben Sie sie in eine Schüssel
3. Öl hinzufügen, 1 Minute erhitzen, Knoblauchmischung und Sardellen hinzufügen, abdecken, 2 Minuten auf hoher Stufe kochen und in Schalen geben.
4. fügen Sie schwarzen Sesam und geröstete hinzu, werfen Sie und dienen Sie als Vorspeise.

genießen!

Ernährung: Kalorien 132, Fett 3, Ballaststoffe 3, Kohlenhydrate 5, Protein 5

Beliebte Garnelen Vorspeise

Vorbereitungszeit: 10 Minuten
Garzeit: 2 Minuten
Portionen: 8
Zutaten:
- 2 Pfund große Garnelen, entdarmt
- 4 Tassen Wasser
- 1 Zitrone, halbiert
- 2 Lorbeerblätter
- 1 mittelgroße Zitrone, zum Servieren in Scheiben geschnitten
- ¾ Tasse Tomatenmark
- 2 ½ Esslöffel Meerrettich, zubereitet
- ¼ Teelöffel Paprikasauce
- 2 Esslöffel Zitronensaft

Richtungen:
1. Geben Sie das Wasser in Ihren Instant-Topf, fügen Sie halbierte Zitrone und Lorbeerblätter hinzu.
2. Garnelen hinzufügen, abdecken und 2 Minuten auf hoher Stufe kochen lassen.
3. Garnelen in eine mit Eiswasser gefüllte Schüssel geben, abkühlen lassen und in kleinere mit Eis gefüllte Schalen geben.

4. In einer separaten Schüssel scharfe Sauce mit Tomatenmark, Zitronensaft und Meerrettich mischen und verquirlen.
5. Servieren Sie Ihre Garnelen mit der Sauce, die Sie gemacht haben, und Zitronenscheiben auf der Seite.

genießen!

Ernährung: Kalorien 140, Fett 1, Ballaststoffe 3, Kohlenhydrate 5, Protein 2

Toller Grüner Dip

Vorbereitungszeit: 10 Minuten
Garzeit: 3 Minuten
Portionen: 4
Zutaten:
- 1 Tasse Mandelmilch
- 2 gehackte Knoblauchzehen
- 28 Unzen Artischocken, in Dosen, abgetropft und gehackt
- 1 Tasse Cashewnüsse, 2 Stunden eingeweicht und abgetropft
- 8 Unzen Wasserkastanien in Dosen, abgetropft
- 2 Esslöffel Zitronensaft
- 2 Teelöffel Senf
- 8 Unzen Spinat
- schwarzer Pfeffer nach Geschmack
- 1 Esslöffel Paläo- Mayonnaise

Richtungen:
1. Mischen Sie in Ihrer Küchenmaschine Cashewnüsse mit Knoblauch, Mandelmilch, Senf und Zitronensaft, mischen Sie alles gut und geben Sie es in Ihren Instant-Topf.

2. Kastanien, Spinat, schwarzen Pfeffer und Artischocken hinzufügen, umrühren, abdecken und 3 Stunden auf hoher Stufe kochen.
3. In eine Schüssel geben, abkühlen lassen, Mayo hinzufügen, umrühren und als Party-Dip servieren.

genießen!

Ernährung: Kalorien 130, Fett 4, Ballaststoffe 2, Kohlenhydrate 3, Protein 4

Roter Pfefferaufstrich

Vorbereitungszeit: 10 Minuten
Garzeit: 15 Minuten
Portionen: 8
Zutaten:
- 4 Tassen Wasser
- 6 große rote Paprika, entkernt
- eine Prise Salz
- 2 Knoblauchzehen, geröstet und gehackt
- 3 Esslöffel Olivenöl
- eine Prise Kreuzkümmel, gemahlen
- ½ Tasse Zitronensaft
- 1 Tasse Sesam, geröstet

Richtungen:
1. Geben Sie Paprika in Ihren Instant-Topf, geben Sie das Wasser hinzu, decken Sie es ab und kochen Sie es 15 Minuten lang auf hoher Stufe.
2. abtropfen lassen, in den Mixer geben, eine Prise Salz, Knoblauch, Öl, Kreuzkümmel, Zitronensaft und Sesam hinzufügen und richtig gut pulsieren lassen.
3. in Schalen teilen und als Partyaufstrich dienen.

genießen!

Ernährung: Kalorien 80, Fett 1, Ballaststoffe 2, Kohlenhydrate 2, Protein 2

Einfache Und Leckere Zucchini-Nudeln

Vorbereitungszeit: 10 Minuten
Garzeit: 20 Minuten
Portionen: 5
Zutaten:

- 15 Unzen Zucchininudeln

- 1 gelbe Zwiebel, gehackt

- 2 gehackte Knoblauchzehen

- 12 Pilze, in Scheiben geschnitten

- 1 Schalotte, gehackt

- eine Prise Basilikum, getrocknet

- eine Prise Oregano, getrocknet

- eine Prise Salz und schwarzen Pfeffer

- 1 Esslöffel Olivenöl

- 1 Tasse Gemüsebrühe

- 2 Tassen Wasser

- 5 Unzen Tomatenmark

- 2 Esslöffel Kokosaminos

Richtungen:
1. Stellen Sie Ihren Instant-Topf auf den Bratmodus, fügen Sie Öl hinzu, erhitzen Sie ihn, fügen Sie Schalotte, Knoblauch, Zwiebel, eine Prise Salz und

Pfeffer hinzu, rühren Sie um und kochen Sie ihn 4 Minuten lang.
2. Pilze, Basilikum und Oregano hinzufügen, umrühren und noch 1 Minute kochen.
3. Gemüsebrühe , Wasser, Tomatenmark und Aminosäuren hinzufügen , umrühren, abdecken und 5 Minuten auf hoher Stufe kochen
4. Zucchininudeln auf Teller verteilen, Pilzmischung darüber geben und servieren.

genießen!

Nährwert: Kalorien 150, Fett 1, Ballaststoffe 1, Kohlenhydrate 4, Protein 3

Perfekter Hühnereintopf

Vorbereitungszeit: 10 Minuten
Garzeit: 35 Minuten
Portionen: 6
Zutaten:
- 6 Hähnchenschenkel
- 1 Teelöffel Olivenöl
- eine Prise Meersalz und schwarzer Pfeffer
- 1 gelbe Zwiebel, gehackt
- ¼ Pfund Babykarotten, in Scheiben geschnitten
- 1 Selleriestiel, gehackt
- ½ Teelöffel Thymian, getrocknet
- 2 Esslöffel Tomatenmark
- 2 Tassen Hühnerbrühe
- 15 Unzen Tomatenkonserven, gehackt
- 1 Pfund Süßkartoffeln, geschält und gewürfelt

Richtungen:
1. Stellen Sie Ihren Instant-Topf auf den Bratmodus, fügen Sie Öl hinzu, erhitzen Sie ihn, fügen Sie Huhn, Salz und Pfeffer hinzu, bräunen Sie ihn auf jeder Seite 4 Minuten lang und geben Sie ihn auf einen Teller.

2. Sellerie, Zwiebel, Tomatenmark, Karotten, Thymian, Salz und Pfeffer in den Instant-Topf geben, umrühren und 5 Minuten anbraten.
3. Brühe hinzufügen, Hühnchen zurückgeben, Tomaten und Kartoffeln hinzufügen, umrühren, abdecken und 15 Minuten auf hoher Stufe kochen.
4. Hühnchenstücke auf ein Schneidebrett legen, einige Minuten abkühlen lassen, Knochen wegwerfen, Fleisch zerkleinern und wieder in den Eintopf geben.
5. rühren, in Schalen teilen und heiß servieren.

genießen!

Ernährung: Kalorien 251, Fett 2, Ballaststoffe 3, Kohlenhydrate 7, Protein 13

Einfache Artischockensuppe

Vorbereitungszeit: 10 Minuten
Garzeit: 20 Minuten
Portionen: 4
Zutaten:

- 5 Artischockenherzen, gewaschen und getrimmt

- 1 Lauch, in Scheiben geschnitten

- 5 gehackte Knoblauchzehen

- 4 Esslöffel Ghee, geschmolzen

- ½ Tasse Schalotten, gehackt

- 8 Unzen Süßkartoffeln, geschält und gewürfelt

- 12 Tassen Hühnerbrühe

- 1 Lorbeerblatt

- eine Prise Meersalz

- 4 Petersilienzweige

- 2 Thymianzweige

- ¼ Teelöffel schwarze Pfefferkörner, zerkleinert

- ¼ Tasse Kokoscreme

Richtungen:
1. Stellen Sie Ihren Instant-Topf auf den Bratmodus, fügen Sie Ghee hinzu, schmelzen Sie ihn, fügen Sie Artischockenherzen, Schalotten, Lauch und

Knoblauch hinzu, rühren Sie ihn an und braten Sie ihn 3-4 Minuten lang an.
2. Kartoffeln, Brühe, Lorbeerblatt, Thymian, Petersilie, Pfefferkörner und Salz hinzufügen, umrühren, abdecken und 15 Minuten bei hoher Temperatur kochen.
3. Kräuter wegwerfen, mit einem Stabmixer mischen, Sahne hinzufügen, gut umrühren, in Schalen schöpfen und servieren.

genießen!

Ernährung: Kalorien 97, Fett 2, Ballaststoffe 3, Kohlenhydrate 7, Protein 4

Kabeljaufilets Und Orangensauce

Vorbereitungszeit: 10 Minuten
Garzeit: 10 Minuten
Portionen: 4
Zutaten:
- 4 gehackte Frühlingszwiebeln
- 1 Zoll Ingwerstück, gerieben
- 1 Esslöffel Olivenöl
- 4 Kabeljaufilets ohne Knochen und ohne Haut
- Saft aus 1 Orange
- Schale von 1 Orange, gerieben
- eine Prise Salz und schwarzen Pfeffer
- 1 Tasse Gemüsebrühe

Richtungen:
1. Kabeljau mit Salz und Pfeffer würzen, mit Öl einreiben und vorerst beiseite lassen.
2. Geben Sie Ingwer, Orangensaft, Orangenschale, Zwiebeln und Brühe in Ihren Instant-Topf, fügen Sie den Dampfkorb hinzu, legen Sie den Fisch hinein, decken Sie den Topf ab und kochen Sie ihn 10 Minuten lang auf hoher Stufe.
3. Fisch auf Teller verteilen, mit der Orangensauce aus dem Topf belegen und sofort servieren.

genießen!

Ernährung: Kalorien 187, Fett 3, Ballaststoffe 2, Kohlenhydrate 4, Protein 6

Spezielles Schweinefleisch Und Sauce

Vorbereitungszeit: 10 Minuten
Garzeit: 1 Stunde
Portionen: 4
Zutaten:

- 1 und ½ Pfund Schweineschulter, gewürfelt

- 3 gehackte Knoblauchzehen

- 1 gelbe Zwiebel, gehackt

- 1 Zimtstange

- Saft aus 1 Orange

- ½ Tasse Wasser

- eine Prise Meersalz und schwarzer Pfeffer

- 1 Esslöffel Ingwer, gerieben

- 2 ganze Nelken

- 1 Teelöffel Rosmarin, getrocknet

- 1 Esslöffel Ahornsirup

- 2 Esslöffel Kokosaminos

- 1 Esslöffel Olivenöl

- 1 Esslöffel Honig

- 1 und ½ Esslöffel Pfeilwurzpulver

Richtungen:

1. Stellen Sie Ihren Instant-Topf auf den Bratmodus, fügen Sie das Öl hinzu, erhitzen Sie es, fügen Sie Schweinefleisch, Salz und Pfeffer hinzu, bräunen Sie es auf jeder Seite 5 Minuten lang und geben Sie es auf einen Teller.
2. Zwiebeln, Ingwer, Salz und Pfeffer in den Topf geben, umrühren und 1 Minute anbraten.
3. Knoblauch hinzufügen und weitere 1 Minute anbraten.
4. Orangensaft, Wasser, Aminosäuren , Honig, Ahornsirup, Zimt, Nelken, Rosmarin hinzufügen und Schweinefleisch zurückgeben, umrühren, abdecken und 50 Minuten auf hoher Stufe kochen.
5. Zimt und Nelken wegwerfen, Pfeilwurzpulver hinzufügen, gut umrühren, den Topf auf den Bratmodus stellen und kochen, bis er dick wird.
6. Alles auf Teller verteilen und servieren.

genießen!

Ernährung: Kalorien 240, Fett 6, Ballaststoffe 1, Kohlenhydrate 6, Protein 16

MandelFrühstückskekse

Zutaten:
½ Tasse Mandelmehl
1 Tasse Mandelbutter
½ Tasse gehackte Datteln
1 ½ Tasse in Schieben geschnittene Mandeln
1 Tasse Apfelmus
4 mittelgroße Eier
1 Esslöffel Zimtpulver
2 Teelöffel Vanille
½ Teelöffel Salz
¼ Tasse getrocknete dunkle Kirschen
¼ Tassen gehackte Walnüsse
¼ Tasse Johannisbeeren

Anleitung:
Heizen Sie den Ofen auf 200 C vor.
Vermischen Sie das Kokosmehl, Mandelbutter und Datteln in einer Küchenmaschine.
Fügen Sie die zerkleinerte Kokosnuss, das Apfelmus, Eier, Flachs, Zimtpulver, Vanille und Salz hinzu und mixen Sie 30-45 Sekunden lang, bis sich ein nasser Teig formt.
Fügen Sie die übrigen Zutaten hinzu und geben Sie ein oder zwei Impulse.
Löffeln Sie den Teig auf ein ausgelegtes Backblech.
Backen Sie 15 Minuten lang bis die Kekse oben golden und ein bisschen braun an den Rändern sind.

Wildes Pilz und Spargel Omelett

Zutaten:
Füllung:
1 Esslöffel Kokosöl
1 Teelöffel zerkleinerter Knoblauch
¼ Tasse Pilze
4 Stangen Spargel

Omelett:
1 Ei
1 Esslöffel Mandelmilch
Eine Prise Salz
Eine Prise schwarzer Pfeffer

Anleitung:
Füllung:
Heizen Sie das Kokosöl in einem Kochtopf.
Fügen Sie Knoblauch hinzu und braten Sie ihn eine Minute lang.
Geben Sie Spargel und Pilze hinzu und braten für weitere 3 Minuten.
Schmecken Sie mit Salz und Pfeffer ab.
Omelett:
Schlagen Sie die Eier in eine Schüssel.
Geben Sie die Milch, Salz und schwarzen Pfeffer hinzu.
Wärmen Sie das Kokosöl in der Pfanne bei mittlerer Hitze und geben Sie die Mischung hinzu.

Drehen Sie die Hitze runter und bedecken Sie die Pfanne.
Rühren Sie nicht.
Lassen Sie die Eier einfach für eine Minute kochen.
Drehen Sie das Omelett vorsichtig um, ohne es zu kaputt zu machen.
Kochen Sie es bis es goldbraun am Boden ist.
Fügen Sie Ihre Füllung hinzu.

Paleo Burger

Zutaten:
½ Tasse Wegerichmehl
½ Teelöffel Zimtpulver
Eine Prise Muskatnusspulver
Eine Prise Gewürznelkenpulver
1 Ei
½ Tasse zerkleinerte Birne
1 Teelöffel Zitronensaft
1 Teelöffel Butter
Anleitungen:
Vermischen Sie das Wegerichmehl mitZimt, Muskatnuss, Gewürznelken und Backpulver in einer großen Schüssel.
Fügen Sie zerkleinerte Birnen, Zitronensaft und geschlagene Eier zu der Mehlmischung hinzu und rühren Sie gründlich durch.
Schmelzen Sie ein Esslöffel Butter in einer Pfanne bei mittlerer Hitze.
Formen Sie eine Hand voll Birnenmischung zu einem Pastetchen.
Kochen Sie jedes Pastetchen für ungefähr 5 Minuten auf jeder Seite.
Geben Sie die gekochten Pastetchen auf einen Teller und servieren Sie den Burger mit dem gewünschten Topping.

Pakistanisches Rindfleisch Curry

Zutaten:
3 Esslöffel Kokosöl
1 Tasse gehackte Zwiebeln
1 Knoblauchzehe, zerkleinert
1 Kilo Rinderhack
1 ½ Esslöffel Currypulver
2 ¼ Teelöffel Salz
¼ Teelöffel Pfeffer
¼ Teelöffel Zimt
¼ Teelöffel Ingwer
¼ Teelöffel Kurkuma
3 Tassen Tomaten
3 Kartoffeln
3 Tassen Erbsen

Anleitung:
Pfanne mit etwas Kokosöl erhitzen.
Zwiebeln und Knoblauch fein schneiden und in die Pfanne geben.
Solange braten bis Zwiebeln weich und Knoblauch braun sind.
Rinderhack dazugeben und gleichmäßig anbraten.
Curry, Gewürze, Salz und Pfeffer hinzufügen und ordentlich vermischen.
Tomaten und Kartoffeln würfeln und mit Erbsen in die Pfanne geben.
Zu einem siedenden Kochen bringen.
Auf mittlere Hitze stellen und abdecken.

25-30 Minuten sieden lassen bis die Kartoffeln fertig sind.

Paleo Kaffee

(mal probieren:-))

bei Hollywoodstars und Promis beliebt☐)

er geht auf die Tradition der Sherpas im Himalaya zurück...

Vorsicht: sich langsam an die Sache herantasten! Alles eine Sache der Gewohnheit!

Zutaten

250 ml Frisch gebrühter Filterkaffee

2 EL Ghee oder Butter

1 EL kaltgepresstes Kokosöl

Zubereitung

Gebe die Butter und das Öl in einen Mixer.
Gebe zunächst etwas heißen Kaffee hinzu, um die Butter schmelzen zu lassen.
Schäume die Mixtur kräftig auf bis eine cremige Konsistenz erreicht ist.
Füge nun den Rest des Kaffees hinzu.

Fertig ist ein 'Paleo-Kaffee' für einen schwungvollen Tag!
Wer am Morgen wenig Zeit für ein Frühstück hat, bringt mit diesen Kaffee den Stoffwechsel ordentlich in Schwung.
Schnell und einfach liefert die Wirkung von Koffein und gesunden Fetten Energie, stärkt die Konzentration und hält lange satt.

Tipp:

Mit einem etwas Zimt erhält der 'Paleo-Kaffee' eine besonders süße Note.

leckerer Reissalat

für 2 Personen

Zutaten

0.5 Blumenkohl

1 gelbe Paprika

2 Karotten

0.5 Gurke

5 Radieschen

1 Zwiebel

1 EL Kokosöl

5 EL natives Olivenöl

1 Zitrone

1 Prise(n) Salz und Pfeffer

eventl. eine Küchenmaschine

Zubereitung

Blumenkohl einer Küchenmaschine zerkleinern lassen. (oder eben von Hand)

Zwiebel schälen und klein schneiden.

Zwiebeln in einer Pfanne in Kokosöl glasig anbraten, dann Blumenkohl hinzugeben und für etwa 5 Minuten mit braten.

Das restliche Gemüse waschen und in Würfel schneiden.

Alles in einer Schüssel vermischen. Olivenöl hinzugeben und Zitrone darüber auspressen. Mit Salz und Pfeffer abschmecken.

fertig!

Pudding mit Chiasamen und Beeren

für 1 Person

Zutaten

3 EL Chiasamen

250 ml Mandelmilch oder Sojamilch

50 g frische Beeren

Zubereitung

Chiasamen mit der Mandelmilch mischen. Ab und zu umrühren.

für mind. 30 Minuten im Kühlschrank kalt stellen und anschließend mit den frischen Beeren (Früchten) servieren und genießen.

fertig!

Tipp:
Am besten über Nacht in den Kühlschrank stellen und am Morgen mit frischen Früchten servieren.
Chinesische Fu Yung Hai Pfannkuchen

Zutaten:
2 mittegroße Eier
½ Teelöffel zerkleinerter Schnittlauch

1 ½ Esslöffel Kokosöl
½ Tasse aufgetauter Spinat
3 Esslöffel gewürfelter Schinken
¼ Teelöffel Apfelcidre Essig
¼ Teelöffel schwarzer Pfeffer
1 Teelöffel Kokosöl
Eine Prise Salz

Anleitung:
Verquirlen Sie die Eier und den zerkleinerten Schnittlauch mit Salz, dann leeren Sie das Kokosmehl ein und rühren alles in einer großen Schüssel zusammen.
Fügen Sie Spinat, gewürfelten Schinken und Apfelcidre Essig hinzu, mixen Sie alles zusammen.
Heizen Sie die Bratpfanne vor und Fetten Sie sie mit Kokosöl.
Leeren Sie 3 Esslöffel Teig hinein und braten Sie ihn für 2 Minuten auf jeder Seite.

Curry Brokkoli Happen

Zutaten:
1 Tasse gerösteter Brokkoli
2 frische Eier
½ Teelöffel Currypulver
Eine Prise Salz
Eine Prise Pfefferpulver
1 Esslöffel Kokosöl

Anleitung:
Vermischen Sie Brokkoli, Eier, Currypulver und Salz, in einer Küchenmaschine, bis ein Teig daraus wird.
Heizen Sie eine Pfanne bei mittlerer Hitze und fetten Sie sie mit Kokosöl.
Füllen Sie die Pfanne mit ungefähr 2 Esslöffeln Teig.
Kochen Sie bis er goldbraun ist.
Anschließend wenden Sie ihn.
Wiederholen Sie das mit dem übrigen Teig.
Servieren Sie sofort.

Bok Choy Quinche

Zutaten:
4 Eier
1 Tasse frisches, gehacktes Bok Choy
½ Tasse gehackte Zwiebeln
1 Teelöffel zerkleinerter Knoblauch
½ Tasse Kokosmilch
½ Teelöffel schwarzes Pfefferpulver
Eine Prise Salz

Anleitung:
Heizen Sie den Ofen bei 200 C vor.
In einer großen Schüssel verquirlen Sie die Eier und alle anderen Zutaten.
Geben Sie den Teig in eine ausgelegte Backform.
Backen Sie die Quiche 40 Minuten lang.

Thai Kokosnusssuppe

Zutaten:
2 Esslöffel Kokosöl
1 Zwiebel
2 Knoblauchzehen
1 Teelöffel frischer Ingwer
2-3 Esslöffel roter Curry Thai Paste
2 Tassen gewürfelte Butternuss-Kürbis
4 Tassen Wasser
2 EL Kokosöl
3 Esslöffel Fischsoße
5 Champignons
3 Tassen Baby Spinatblätter
300 Gramm Rindfleisch
1 große Limette- entsaftet
Anleitung:
Kochtopf mit etwas Öl bei mittlerer Hitze vorheizen.
Zwiebel schneiden und für 3 Minuten anbraten.
Ingwer, Knoblauch, Curry Paste und Butternuss-Kürbis hinzufügen und ordentlich
durchmischen
und für 2 Minuten weiterbraten.
Wasser, Kokosmilch, Fischsoße und geschnittene Pilze hinzufügen.
10-15 Minuten kochen lassen.
Spinat und Rindfleisch hinzufügen und für 5-10 Minuten kochen.
Limette auspressen und abschmecken.

Wurstpfanne mit Gemüse

Dieses tolle Gericht enthält viel Vitamin C, Vitamin E und Vitamin B6 aus der Paprika. Außerdem ist es voll von Antioxidantien. Süßkartoffeln haben nicht viele Kohlenhydrate, versorgen unseren Körper mit Betacarotin und halten uns schlank.

Das ganze gepaart mit leckerer Bratwurst ist ein Genuss für den Gaumen und den Körper!

Zutaten:

- 1 oder 2 bratwürste
- 1 grüne paprika, in streifen geschnitten
- 1 rote paprika, in streifen geschnitten
- 1 kleine zwiebel, kleingehackt
- 2 süßkartoffeln, in würfel geschnitten
- Kokosnussöl
- 1 zehe knoblauch, kleingehackt
- Salz und pfeffer

Und so wird's gemacht:

Die gewürfelten Süßkartoffeln kommen mit etwas Kokosnussöl und dem Knoblauch in eine Pfanne. Unter ständigem Rühren wird alles goldbraun angebraten.

Gib die kleingeschnittene Wurst und die gehackte Zwiebel mit in die Pfanne.

Nicht vergessen zu rühren damit nichts anbrennt. Wenn alles schon etwas Farbe hat gibt man die Paprika dazu.

Diese sollten am Ende noch knackig sein.

Wenn alles leicht braun ist dann würzt man je nach Geschmack mit Salz und Pfeffer.

HACKBÄLLCHENSUPPE MIT KOKOSMILCH

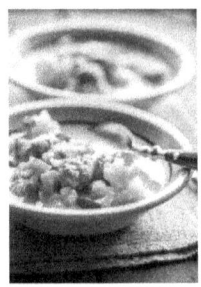

Zubereitungszeit 45 minuten

Zutaten

- 300 g Hackfleisch
- 1 EL Mandelmehl
- 1 Ei
- 1 kleinerer Kopf Blumenkohl
- 2 Karotten
- 2 Zwiebeln
- 1 Paprika
- 1 Glas Kokosmilch
- 1 EL Olivenöl
- 1 l Wasser
- eine Handvoll Kräuter (Petersilie, Dill)
- Salz, Pfeffer

Zubereitung

Zuerst Hackbällchen zubereiten. Hackfleisch mit einer gehackten Zwiebel, Mandelmehl, Ei, Salz und Pfeffer mischen. Kleine Bällchen formen und beiseite stellen. Blumenkohl- und Paprikastücke in Öl anschwitzen.

Öl in einem großen Topf erhitzen. Zwiebel- und Karottenstücke ein paar Minuten anschwitzen, Kokosmilch und Wasser eingeben. Blumenkohl und Paprika zufügen, 5-10 Minuten kochen. Hackbällchen zufügen, noch 10-15 Minuten kochen. Mit gehackten Kräutern bestreuen.

Leckerer Frühstückssmoothie

Zutaten für 2 Personen:

☐ 1 Apfel

☐ 1 Birne

☐ 2 Handvoll frische Spinatblätter

☐ ½ EL Inger

☐ 4 Minzblätter

☐ 2 EL Zitronensaft

☐ 100 ml stilles Wasser

Zubereitung:

1. Schneiden sie die äpfel und birnen in grobe stücke und geben sie diese in den mixer
2. Geben sie die restlichen zutaten in den mixer
3. Mixen sie alle zutaten zu einem smoothie

Kräuterrührei mit Avocado und Räucherlachs

Zutaten für 4 Personen:

8 Eier

200 g Räucherlachs

1 Avocado

4 EL Schnittlauch

2 TL Kokosöl

Gewürze wie Pfeffer und Salz nach Belieben

Nährwertangaben gesamt:

Kalorien: 747 kcal

Kohlenhydrate: 7,3 g

Eiweiß: 73,8 g

Fett: 44,9 g

Zubereitung:
Zuerst werden die pflanzlichen bestandteile vorbereitet, indem der frische schnittlauch kurz von eventuellen verschmutzungen befreit und danach in feine ringe geschnitten wird. Als nächstes wird die avocado durch halbieren von ihrem ungenießbaren kern befreit und anschließend mit einem löffel das fruchtfleisch entfernt. Bei bedarf kann das fruchtfleisch

auch mit einem portionierer zu kleinen kugeln geformt werden.

Im nächsten schritt wird das rührei vorbereitet. Dafür werden die eier in einer schüssel aufgeschlagen und durch rühren zu einer goldgelben masse vermischt. Im anschluss wird der zerkleinerte schnittlauch hinzugefügt und nochmals kurz mit der eimasse durch rühren verbunden.

In die vorgeheizte pfanne wird nun das kokosöl hinzugefügt und gleichmäßig durch kurzes schwenken verteilt. Die hitze nun reduzieren und das kräuterrührei hinzufügen. Dank der reduzierten hitze stockt das ei zwar langsamer, dafür werden dunklere stellen vermieden, die das rührei leicht austrocknen können.

Im anschluss das rührei mit dem räucherlachs und der ausgelösten avocado auf vier tellern anrichten und je nach belieben mit salz und pfeffer oder anderen gewürzen den geschmack abrunden.

Gesalzene Kale Chips

Für 2-4 Personen

Zutaten:

2 Bündel Grünkohl

1-2 Esslöffel Kokosöl

1 Teelöffel Meersalz

Zubereitung:

1 Ofen vorheizen auf 250°C.

2 Grünkohl spülen, entfernen Sie die Zentrumsrippen und Stämme, und trocken Sie die Blätter mit einer Küchenrolle aus.

3 Legen Sie drei einzelne Schichten auf ein mit Pergamentpapier ausgelegtes Backblech

4 Leicht mit Kokosöl beiträufeln (muss eventuell erhitzt werden) beiträufeln und zum Überbacken umdrehen. Und mit Meersalz würzen.

5 25-30 Minuten backen bzw. so lange bis sie knusprig sind.

Rosenkohl Frühstückshaschee

Inhaltsstoffe
- Rosenkohl (Stiele entfernt, in Scheiben geschnitten) - 10 bis 12
- Speck (dick geschnitten, gehackt) - 4 Scheiben
- Süsskartoffel (geschält, in ½-Zoll-Würfel geschnitten) - 1
- Eier - 3 bis 4
- Rote Zwiebel (gewürfelt) - ½
- Knoblauch (gehackt) - 2 Knollen
- Salz und Pfeffer - nach Belieben

Anweisungen
1. Eine grosse Pfanne bei mittlerer Hitze erhitzen und den gehackten Speck hinzufügen.
2. Den Speck braten, bis er knusprig ist und anfängt zu triefen. Wenn der Speck gar ist, vom Herd nehmen und auf einem Papiertuch abtropfen lassen.
3. Die Hitze reduzieren und die Zwiebel in die Pfanne geben, gefolgt von der Süsskartoffel.
4. Wende den Inhalt der Pfanne ein paarmal, um sicherzustellen, dass die Zwiebel und Kartoffelwürfel von allen Seiten durch sind.
5. Die Zutaten in der Pfanne kochen, bis die Süsskartoffel weich wird. In der Regel dauert dies

zwischen 6 und 8 Minuten. Dann den Knoblauch hinzufügen, gut umrühren und weitere 30 Sekunden garen.

6. Den Rosenkohl zu den Zutaten in der Pfanne hinzufügen und gut umrühren.

7. Die Zutaten in der Pfanne kochen lassen, bis die Rosenkohlsprossen weich werden. Dies dauert in der Regel nicht länger als 5 Minuten.

8. Während der Rosenkohl und die restlichen Zutaten in der Pfanne kochen, werden die Eier in einer separaten Pfanne pochiert oder gebraten. Hier kannst du auswählen, wie du diese zubereiten willst.

9. Die Gemüsemischung aus der Pfanne nehmen und auf einem Teller anrichten.

Gegrillter Parmaschinken und Paprika mit Baby-Spinat

Für eine Person

Zutaten:

½ große gelbe Paprika, in dünne Scheiben geschnitten
½ große rote Paprika, in dünne Scheiben geschnitten
3 Scheiben Parmaschinken
1 EL Olivenöl
½ EL Rosmarin, grob gehackt
1 kleine handvoll Baby-Spinatblätter

Zubereitung:

Grill auf mittlere Hitze vorheizen.

Platzieren Sie die Paprikastreifen ungemischt und die Schinkenscheiben auf dem Grill. Mit einem Pinsel die Paprika mit Olivenöl bestreichen und mit Rosmarin bestreuen. Den Parmaschinken für jeweils 1 Minute pro Seite grillen.

Paprikastreifen grillen bis sie weich sind. Danach vom Grill nehmen.

Gelbe Paprikastreifen, rote Paprikastreifen, Schinken und Baby-Spinat auf dem Teller jeweils in einem Viertel anrichten.

Guten Appetit!

Frühstücksideen:

Erdbeercreme

Zutaten:

200 ml Kokosmilch

200 ml Mandelmilch

1 Prise Vanille

1 EL Gelatine

300 g Erdbeeren

Zubereitung:

Die Erdbeeren zusammen mit der Kokosmilch und ¾ der Mandelmilch pürieren. In die restliche Mandelmich die Gelatine geben und langsam erwärmen, bis sich die Gelatine aufgelöst hat. Alles zusammen mit dem Erdbeermus zu einer glatten Masse verrühren. In ein Glas geben und mindestens eine Stunde im Kühlschrank kühlen.

Wenn du magst, kannst du hierauf noch geröstete Walnüsse oder Kokosflocken geben.

Wenn du auf Müsli nicht verzichten möchtest, habe ich dir hier die perfekte Lösung. Knusprig und super lecker:

SALAT AUS GERÄUCHERTEM HÜHNERFLEISCH

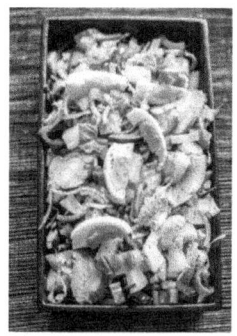

Zubereitungszeit 10 minuten

Zutaten

- 400 g geräuchertes Hühnerfleisch
- 1 kleiner Kopf Eisbergsalat oder Blattsalat
- 1/2 Rotkohl
- 1 grüne Paprika
- 1 rote Paprika
- 1 Salatgurke
- 1 rote Zwiebel
- 150 g Ananas
- 4 gekochte Eier

Zubereitung

Alle Zutaten außer Eier hacken und mischen. Eier in Spalten schneiden, auf den Salat richten. Bei Wunsch mit gehacktem Schnittlauch bestreuen oder mit Olivenöl abschmecken.

Mandel-Pfannkuchen

Zutaten:

- 1 Tasse Mandelmehl
- ½ Tasse Apfelmus
- 2 große Eier
- ¼ Tasse Wasser
- ¼ TL Kokosöl
- frische Beeren falls vorhanden

Zubereitung:

1. Vermischen sie das mendelmehl, das apfelmus, die eier und das wasser in einer schüssel mit einer gabel. Dies sorgt dafür, dass der teig luftiger wird.
2. In eine eingefettete pfanne geben sie nun etwa ¼ tasse der hergestellten mischung
3. Sobald sich bläschen bilden, wenden sie den pfannkuchen und lassen sie ihn wieder zwei minuten weiter kochen
4. Richten sie die pfannkuchen auf einem teller an und geben sie die beeren darauf.

Huevos Rancheros mit Paprika und Chilli

Bei dieser frühstücksspeise handelt es sich um ein mexikanisches gericht für 2 personen, das sich in deutschland größter beliebtheit erfreut. Auch als hauptspeise sind die huevos rancheros mit paprika und chilli sehr zu empfehlen.

Zutaten für 2 Personen:

1 Zwiebel

2 Knoblauchzehen

1 rote Paprikaschote

2 Tomaten

1 grüne Chilischote

1 EL Kokosöl

1 TL Salz

¼ TL Pfeffer

½ TL Cayennepfeffer

100 ml Rinder- oder Hühnerbrühe

4 Eier

1 Avocado

1 Limette (Saft)

1 Handvoll frischen Koriander

Nährwertangaben gesamt:

Kalorien: 926,8 kcal

Kohlenhydrate: 35,7 g

Eiweiß: 30,8 g

Fett: 70,4 g

Zubereitung:

Schälen sie die zwiebeln und schneiden sie sie in kleine würfel. Den knoblauch müssen sie auch von der schale befreien und auspressen. Waschen sie als nächstes die paprika, die tomaten und die chilischoten. Die paprika und die chilischoten müssen entkernt werden. Anschließend schneiden sie paprika und tomaten in kleine würfel, die chilischoten können sie kleinhacken.
Erhitzen sie nun in einer ausreichend großen pfanne das öl auf mittlerer stufe und geben sie die zwiebelwürfel, den knoblauch und die paprikawürfel dazu.
Das gemisch lassen sie 4 minuten lang braten, bevor sie die tomatenwürfel, die chilischote, sowie zum würzen salz und pfeffer, hinzugeben. Lassen sie das ganze nun nochmal 2 minuten lang in der pfanne braten.
Gießen sie nun die brühe an und lassen alles kurz aufkochen. Nach dem aufkochen sollten sie schnell die hitze reduzieren, sodass das ganze aber noch zu einer

dickflüssigen salsa einkochen kann. Parallel dazu können sie in einer separaten pfanne die spiegeleier anbraten. Befreien sie nun die avocado vom kern, schälen und schneiden sie sie anschließend in scheiben. Die avocado scheiben beträufeln sie am besten sofort mit etwas limettensaft, um die frische zu erhalten.

Die fertige salsa können sie mit den spiegeleiern und avocado-scheiben auf 2 tellern servieren. Bei bedarf kann mit pfeffer und salz nachgewürzt werden. Zum schluss waschen sie den koriander, trocknen ihn kurz und hacken ihn klein. Dies können sie über die huevos rancheros streuen.

Prosciutto Gefüllte Datteln

Für 4-6 Personen

Zutaten:

12 Bio-Datteln
3/4 Tasse Ziegenkäse
1 Esslöffel Naturhonig
1/3 Tasse Walnüße oder Mandeln, geraspelt
6 Prosciutto, längs halbiert

Zubereitung:

1 Backofen auf 180 Grad vorheizen.

2 Backblech mit Backpapier vorbereiten.

3 Honig, Käse und Nüsse in eine kleine Schüssel geben.

4 Mischen, bis man eine cremige Konsistenz erhält.

5 Schlitz, 2/3 so lang wie die Dattel, in eine Seite der Datteln scheiben und die Kerne entfernen.

6 Käsemischung mit einem kleinen Löffel in die Datteln geben und schließen.

7Prosciutto um die Datteln herumgeben und mit Zahnstocher sichern, falls nötig. Danach auf das Backblech legen.

8Für 30-40 Minuten backen lassen .

9Nach den ersten 15-20 Minuten die Datteln einmal umdrehen .

Paleolasagne

Zutaten für Rindfleisch und Tomatensauce

- Rindfleisch (Hackfleisch) - 1 Pfund
- Zwiebel (gewürfelt) - 1
- Natives Olivenöl - 2 Esslöffel
- Meersalz - 1 ¼ Teelöffel
- Ghee - 1 Teelöffel
- Trockener Rotwein - 2/3 Tasse
- Knoblauch (gewürfelt, gehackt) - 3 Zehen
- Schwarzer Pfeffer - 2/3 Teelöffel
- Süsspaprika - 2/3 Teelöffel
- Passierte Tomaten - 3 Tassen

Für die Lasagne-Schichten

- Aubergine (in ½-Zoll-Scheiben geschnitten) - 1
- Pastinak (geschält und in Scheiben geschnitten) - 1
- Meersalz - 1 Teelöffel
- Natives Olivenöl - 2 Esslöffel
- Ghee - 2 Teelöffel
- Frische Basilikumblätter - ½ Tasse
- Champignons (in Scheiben geschnitten) - 5 - 6

- Baby Spinatblätter - 2 Tassen
- Zucchini (vertikal in schreiben geschnitten) - 3
- Kirschtomaten zum garnieren

Anweisungen

1. Den Ofen auf 180 Grad (Umluft) vorheizen, dann eine Schicht Pastinaken-Scheiben mit etwas Ghee in ein Lasagne-Tablett geben und im Ofen etwa 15 Minuten vorbacken. Dies ist wichtig, da das Vorbacken die Pastinaken-Scheiben gart. Nach 15 Minuten das Tablett aus dem Ofen nehmen und beiseitestellen.

2. Als nächstes wird die Sauce zubereitet. Erhitze 2 Esslöffel Olivenöl und brate die Zwiebel darin, bis sie leicht karamellisiert ist. Füge dann Salz und 1 Teelöffel Ghee hinzu und erhöhe die Temperatur.

3. Das Rinderhackfleisch kann nun in die Pfanne mit der Zwiebel gegeben werden und ca. 5 bis 6 Minuten braten, bis es goldbraun wird.

4. Sobald das Fleisch fertig ist, füge Rotwein, Knoblauch, Pfeffer, Paprika und eine Prise Salz hinzu und brate alles 3 bis 4 Minuten lang weiter.

5. Dann die passierten Tomaten in die Pfanne geben und zum Kochen bringen. Die Hitze kann nun reduziert werden. Die Zutaten weitere 10 min oder nach Belieben auch länger garen.

6. In der Zwischenzeit die Auberginenscheiben mit Meersalz bestreuen und für ca. 10 Minuten beiseitestellen. Somit wird den Auberginen die Flüssigkeit entzogen. Dann die Scheiben abspülen und trocken tupfen.
7. Heize den Ofen wieder auf 180 Grad (Umluft).
8. Eine weitere Pfanne nehmen und 2 Esslöffel Olivenöl mit 1 Teelöffel Ghee erhitzen. Wenn das Olivenöl und das Ghee erhitzt sind, brate die Aubergine portionsweise 2 bis 3 Minuten auf jeder Seite, bis sie eine goldbraune Farbe erhält.
9. Während des Bratens der Aubergine falls notwendig mehr Öl oder Ghee beifügen.
10. Nimm das Backblech zur Hand und beginne, Schichten in folgender Reihenfolge zu machen: vorgekochte Pastinaken - 1/3 Tomatenfleischsaft - Auberginenscheiben - frische Basilikumblätter - Pilze - der Rest des Tomatenfleischsaft- Baby-Spinatblätter - Zucchini - Olivenöl (Priese) - schwarzer Pfeffer.
11. Koche die Lasagne im Ofen für 35 - 40 Minuten. In den letzten 10 - 15 Minuten wird die Temperatur auf 200 Grad erhöht.
12. Wenn die Lasagne gar ist, garniere das Gericht mit frischen Basilikumblättern und Kirschtomaten.

TIPP: Verwende frische anstatt passierten Tomaten. Du kannst diese klein hacken oder im Mixer zerkleinern lassen, bevor du sie den anderen Zutaten beifügst. Frische Tomaten sind meistens intensiver im Geschmack als passierte.

Balsamico-Honig-Hähnchenschenkel mit Backofen-Gemüse

Für 2 Personen

Zutaten:

4 Hähnchenkeulen
2 EL Balsamico-Essig
1 EL Honig
1 Tasse frische Rote Bete, gewürfelt
1 Bund Baby-Karotten
2 Tassen Kürbis, gewürfelt
2 EL Olivenöl
Salz und Pfeffer

Zubereitung:

Backofen auf 180 Grad vorheizen.

Hähnchenkeulen, Balsamico-Essig und Honig in eine flache Auflaufform oder ein tieferes Backblech geben. Mit einem Deckel oder Alufolie abdecken und für 15-20 Minuten im Ofen backen.

Rote Beete, Baby-Karotten und Kürbis auf ein mit Backpapier ausgelegtes Backblech legen und Olivenöl über das Gemüse träufeln.Im Backofen für 15-20 Minuten backen.

Hähnchenschenkel auf einem Teller zusammen mit dem Backofen-Gemüse anrichten. Nach Belieben mit Salz und Pfeffer abschmecken.

Guten Appetit!

ZUCCHINIPIZZA

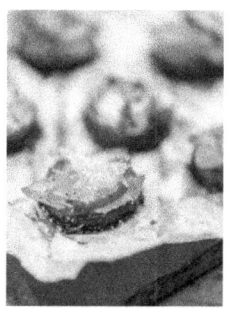

Zubereitungszeit 20 minuten

Zutaten

- 2 Zucchini
- 2-3 EL Tomatenmark
- 6-8 Scheiben Speck
- 200 g Lachs
- frischen Dill
- Pfeffer

Zubereitung
Zucchinischeiben mit Tomatenmark bestreichen. Lachsstücke drauftun, mit gehacktem Chili bestreuen. Mit Speckscheiben belegen, mit Pfeffer abschmecken. Bei 200 Grad etwa 10 Minuten backen.

Paleo-Erdbeer-„Leder"

Zutaten:

☐ 4 Tasse Erdbeeren

☐ 2 EL Honig

Zubereitung:

1. Den ofen auf ca. 80 grad vorheizen
2. Erhitzen sie die erdbeeren in einem topf bei schwacher hitze bis diese weich sind.
3. Geben sie den honig hinzu
4. Mit einem pürierstab die erdbeeren zu einem püree verarbeiten.
5. Legen sie in ein backblech backpapier.
6. Geben sie das erdbeerpüree in das backblech und verteilen sie dieses gleichmäßig.
7. Geben sie nun das blech in den ofen und lassen sie die masse für ca. 6 bis 7 stunden im ofen bis es sich vom boden löst.
8. Nachdem sich die masse abgekühlt hat, können sie diese vorsichtig aus dem blech nehmen und in stücke schneiden, deren größe ihnen obliegt.

Zitrusfrüchtesalat

Zutaten für 4 Personen:

2 Orangen

2 Pink Grapefruit (in Bioqualität, ca. 175 g)

2 getrocknete Datteln

Nährwertangaben gesamt:

Kalorien: 403,8 kcal

Kohlenhydrate: 87,2 g

Eiweiß: 7,1 g

Fett: 1,9 g

Zubereitung:
Die schalen der zitrusfrüchte mit einem sparschäler dünn abschälen und in streifen schneiden. Diese streifen sollten keine weißen stellen enthalten, da diese sehr schnell bitter schmecken.

Die früchte nun schälen und auch hier darauf achten, die weiße haut möglichst vollständig zu entfernen.

Die geschälten früchte vorsichtig in die hand nehmen, und mit einem scharfen messer nur die fruchtfilets zwischen den trennhäuten heraustrennen. Der dabei austretende saft kann leicht aufgefangen werden, wenn direkt über einer schüssel gearbeitet wird.

Nun noch die datteln halbieren und in hauchdünne streifen schneiden. Anschließend alles in der schüssel mit dem saft vermischen und für eine viertelstunde abgedeckt ziehen lassen. Auf vier kleine salatschüsseln verteilt nur noch mit den schalen bestreuen und servieren.

Gebratener Knoblauch Zucchini Hummus

Für 10-12 Personen

Zutaten:

2 Tassen geriebene Zucchini
1½ Tassen Macadamianüsse oder Mandel
1 Tasse Tahini Paste
1 geröstete Knoblauchzehe
2 Esslöffel Limettensaft
2 Esslöffel frische Petersilie
Frisches Gemüse zum Dippen
3 Esslöffel Kokosöl
1 Teelöffel Meersalz

Zubereitung:

1 Knoblauch im Backofen bei 200 Grad für 45-50 Minuten backen.

2 Nüsse mit Küchenmaschine oder Mixer in ganz kleine Stücke schneiden. Vorsichtig und nicht zu lange, sonst entsteht Nussbutter.

3 Zucchini zerreiben und Wasser ausdrücken .

4 Knoblauch, Zucchini und den Rest der Zutaten mixen, bis es cremig wird .

5 Mit frischem Gemüse servieren.

Supereinfacher Schokoladen Kuchen

Inhaltsstoffe

- Kakaopulver (ungesüsst) - 1 Esslöffel
- Mandelmehl - 1 Esslöffel
- Mandelmilch - 1 Esslöffel
- Vanilleextrakt - 1 Esslöffel
- Honig - ½ Esslöffel
- Ei - 1

Anweisungen

1. Füge alle Zutaten nacheinander in einen Becher und stelle diesen für 1 bis 1½ Minuten in die Mikrowelle.

Zur Information: Dieses Rezept ist für eine Portion. Vervielfache die Menge der Zutaten für mehrere Portionen.

Paleo Tortilla Chips

Zutaten:

- ☐ 1 Tasse Mendelmehl 1/2 TL Salz
- ☐ 1 Eiweiß
- ☐ 1 TL Chilipulver
- ☐ ½ TL Knoblauchpulver
- ☐ ½ TL Kreuzkümmel
- ☐ ¼ TL Zwiebelpulver
- ☐ ¼ TL Paprikapulver

Zubereitung:

1. Heizen sie den ofen auf 160 grad vor.
2. Vermischen sie alle zutaten in einer großen schüssel.
3. Geben sie die zutaten auf ein blatt backpapier und legen sie ein weiteres blatt backpapier darauf und rollen sie den teig so dünn wie möglich aus.
4. Schneiden sie dann den teig in die gewünscht form
5. Geben sie die teigrohlinge in den ofen und lassen sie diese für ca. 12 minuten backen, bis diese goldbraun sind.
6. Nehmen sie die chips aus dem ofen und kühlen sie diese ca. 5 minuten ab. Lecker…

Rosenkohl mit Apfel und Bacon

Bacon ist sehr gut geeignet, um ganz vielen paleo gerichten eine außerordentliche geschmacksnote zu verleihen, so auch bei diesem rezept. Geeignet ist das gericht für 2 personen mit simpler und rascher zubereitung. Der enthaltene rosenkohl ist besonders reich an vitamin c, zink und ballaststoffen. Rosenkohl ist jedoch ein saisonales gemüse. Sie sollten beim einkauf also zur richtigen zeit „zuschlagen".

Zutaten:

500 g Rosenkohl

6 Bacon Scheiben

2 Äpfel

1/2 Gemüsezwiebel

1 TL Pfeffer

1 TL Salz

Nährwertangaben gesamt:

Kalorien: 556,2 kcal

Kohlenhydrate: 51,0 g

Eiweiß: 39,9 g

Fett: 19,7 g

Zubereitung:

Waschen sie den rosenkohl gründlich durch, entfernen den strunk und halbieren sie ihn. Braten sie danach den in kleine stücke geschnittenen bacon und die klein gewürfelten zwiebeln in der pfanne an. Die zwiebeln sollten dann glasig und der bacon leicht knusprig sein.

Nehmen sie die zwiebeln mit dem bacon aus der pfanne und füllen sie das ganze in eine schale, die sie zur seite stellen. Nun geben sie den vorbereiteten rosenkohl in die pfanne und braten ihn mit dem baconfett an. Bei bedarf können sie nochmal etwas fett nachgeben. Der rosenkohl muss ca. 15 minuten bei zugedeckter pfanne braten, vergessen sie jedoch nicht, den kohl zu wenden.

Waschen sie nun die äpfel und schneiden sie sie in würfel ohne kerne. Geben sie nun den bacon mit den zwiebeln und den apfelstückchen in die pfanne und lassen alles 5 minuten lang braten. Abschließend würzen sie mit salz und pfeffer - je nach belieben.

Rinderherz-Spieße

Für 4 Personen

Zutaten:

1,1kg Rinderherz

3 Knoblauchzehen, zerschnitten

2 Esslöffel Balsamico-Essig

3 Esslöffel Kokosöl

1 Zweig frischen Rosmarin, geschnitten

1 Zweig Salbei, geschnitten

1 Zweig Thymian, geschnitten

1/2 Teelöffel Meersalz und Pfeffer nach ihrer Wahl

Metall-Spieße

Zubereitung:

1 Das Herz mit kaltem Wasser spülen und trocken klopfen.

2 Herzkammern entfernen und in dünne Streifen schneiden.

3 Herzstreifen in einen Druckverschlussbeutel geben.

4 Olivenöl und Essig über das Herz gießen.

5Knoblauch, Kräuter, Salz und Pfeffer zum Herzen hinzugeben.

6Beutel verschließen und die Marina in das Herz massieren, sodass alles gut bedeckt ist.

7Das Herz über Nacht im Kühlschrank lagern.

8Grill auf mittlere Hitze erwärmen.

9Vorsichtig die Herzstreifen auf die Metallspieße geben.

10Für 8-10 Minuten grillen. Dabei einmal umdrehen.

SALSA

Zubereitungszeit 5 minuten plus 1 stunde zum rösten

Zutaten

- 1 mittelgroße Zwiebel
- 3 Tomaten
- 2 Knoblauchzehen
- eine Handvoll frischen Koriander
- 2 EL Limettensaft
- 1 TL Olivenöl
- Salz, Jalapeño

Zubereitung
Den Ofen auf 200 Grad vorheizen. Zwiebel, Knoblauch und Koriander hacken. Tomaten halbieren, mit Olivenöl pinseln. Wenigstens 1 Stunde im Ofen rösten. Je länger Du röstest, desto mehr Geschmack wird es geben. Tomaten abkühlen. Alle Zutaten für Salsa miteinander vermengen. Wenn Du Salsa mit Stückchen magst, dann vermenge es einfach im Schüssel. Wenn Du es glatt magst, benutze eine Küchenmaschine. Lass die Salsa einige Zeit stehen, damit es an Geschmack gewinnt.

Paleo-Salat mit Avocado Creme

Alle Zutaten für 2 Personen

Zutaten Salat:

- ☐ Einen Kopf geschnittenen Römersalat
- ☐ ¼ rote Zwiebel
- ☐ 3 EL Oliven
- ☐ 150 Gramm Hackfleisch
- ☐ 1 EL Chillipulver
- ☐ 1 EL gemahlener Kümmel
- ☐ ¼ EL Knoblauchpulver
- ☐ 1/8 EL getrockneter Oregano
- ☐ 1/8 EL Paprikapulver
- ☐ Salz & Pfeffer

Zutaten Dressing:

- ☐ ½ entkernte Avocado
- ☐ 2 EL Olivenöl
- ☐ 1 EL Zitronensaft
- ☐ 1 Zehe Knoblauch (zerdrückt)
- ☐ 1 EL frischer Koriander
- ☐ 1 EL Wasser

☐ **Salz**

Zubereitung Dressing:

1. Mixen sie alle zutaten mit einem stabmixer bis alles fein zerhackt ist.
2. Geben sie zusätzlich wasser zu, bis die gewünschte konsistenz erreicht ist.
3. Zubereitung salat:
4. Braten sie das hackfleisch mit etwas öl in einer pfanne kurz an.
5. Schneiden sie die zwiebel in kleine würfel
6. Schneiden sie die oliven ein dünne scheiben
7. Geben sie alle zutaten in eine große schüssel und mischen sie diese durch
8. Geben sie das dressing erst auf den teller dem salat zu. Sollte nicht alles gegessen werden können sie den restlichen salat und das restliche dressing getrennt voneinander lagern.

Putenschnitzel mediterran

Putenschnitzel sind schnell zubereitet und mit ein paar extras ausgesprochen delikat.

Zutaten für 2 Personen:
300g putenbrust
2 kleine tomaten
1 mittlere zwiebel
2 große knoblauchzehen
1 große rote paprika
1 el kapern
3 anchovis
1 el avocadoöl
½ Tl provencekräuter
¼ Tl kreuzkümmel
¼ Tl salz
1 chili

Nährwertangaben gesamt:

Kalorien: 770,2 kcal

Kohlenhydrate: 30,3 g

Eiweiß: 81,1 g

Fett: 33,7 g

Zubereitung:
Die putenbrust in dünne scheiben schneiden und leicht salzen. Die zwiebel in ringe, den paprika in feine

streifen und die tomaten in hälften schneiden. Kapern und anchovis in kleine stücke hacken. Den chili und die knoblauchzehen in feine scheiben schneiden.

Alles zusammen mit dem öl, kreuzkümmel und salz in einer großen pfanne erhitzen. Wenn die knoblauchscheiben gelb werden, die putenschnitzel in die pfanne legen. Nach dem ersten wenden der putenschnitzel geben wir die kapern und anchovis mit ins öl und die zwiebeln und paprika mit den provencekräutern darüber. Noch einmal wenden, sodass alle zwiebeln und paprika ins öl kommen.

Ein bisschen platz machen, damit wir die tomaten mit der angeschnittenen seite ins öl legen können. Das lassen wir noch 2 minuten brutzeln. Zum servieren die tomaten auf die putenschnitzel legen.

Zitrone-Koriander Fenchel Stücke

Für 4 Personen

Zutaten:

4 große Fenchelknollen, in 1,2cm große Stücke scheiden, Fenchelgrün aufbewahren

Saft von einer Zitrone

1/2 Teelöffel Zitronenschale

1 Tasse Mandeln

1 Teelöffel Koriander

1/4 Teelöffel Meersalz

Zubereitung:

1 Ofen auf 190 Grad vorheizen.

2 Lay Fenchelgrün in eine Back-/Auflaufform mit Alufolie geben, darüber die Fenchelstücke streuen .

3 Das Ganze mit Zitronensaft, Zitronenschale, Mandeln, Koriander und Salz bestreuen.

4 Für 25-30 Minuten backen, bis es goldbraun wird.

5 Vor dem Servieren ein paar Minuten abkühlen lassen.

6 Warm mit einem Klacks Hummus, Guacamole oder Salsa servieren.

GERÖSTETES GEMÜSE

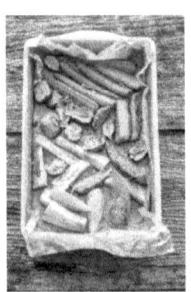

Zubereitungszeit 30 minuten

Zutaten

- 4 Karotten
- 1 Muskatkürbis
- 1 Kohlrübe
- 2 EL Olivenöl
- Salz, Pfeffer
- eine Handvoll Kräuter (z. B. Petersilie, Salbei, Dill)

Zubereitung
Den Ofen auf 200 Grad vorheizen. Gemüse mit Olivenöl beträufeln, mit Salz und Pfeffer abschmecken. Auf das Backblech legen und 20-30 Minuten backen, bis sie weich sind.

Thunfisch Avocado Salat Wraps

Zutaten für 2 Portionen:
- [ ] Eine Dose Thunfisch
- [ ] ½ sehr reife Avocado
- [ ] 2 EL Paleo Mayo
- [ ] ¼ Tasse grüne Oliven
- [ ] 2 EL geschnittene grüne Chili
- [ ] 1 Schalotte
- [ ] 2 große Blätter Blattsalat

Zubereitung:

1. Schneiden sie die oliven und würfen sie die schalotte
2. Die avocado zerdrücken bis eine cremige konsistenz erreicht ist und mit der mayonnaise mischen
3. Fügen sie nun die restlichen zutaten hinzu und rühren sie alles gut durch
4. Zum schluss geben sie die masse auf ein salatblatt und falten dieses zu einem wrap zusammen

Herstellung Paleo Mayo:
- [ ] Zutaten: 1 Ei, 1TL mittelscharfer Senf
- [ ] 1 EL Zitronensaft

- ☐ 200 ML Olivenöl
- ☐ Salz & Pfeffer

Zubereitung:

1. Alle zutaten, außer das öl in einer schüssel vermixen. Geben sie dann unter ständigem mixen, das olivenöl langsam zu, bis die gewünschte konsistenz erreicht ist.

Gefüllte Weinblätter mit Lamm

Ungefähr 40 Blätter

Zutaten:

0,5kg Lamm

1 rote Zwiebel (fein geschnitten)

450g Weinblätter

1 Esslöffel Knoblauch

1 Esslöffel Rosmarin

Meersalz und Pfeffer

Zubereitung:

1 Mit der Hand das Lamm, die Zwiebeln, Rosmarin und Knoblauch miteinander verarbeiten.

2 Mehrere Weinblätter zur Hand nehmen .

3 Zum Füllen der Blätter ungefähr einen Esslöffel der Lammmischung in die Mitte der Blätter geben. Ränder einklappen und eng einrollen.

4 In Pfanne oder Topf geben und eng nebeneinander legen.

5 Sicherstellen, dass die Blätter wirklich eng nebeneinander gelegt sind, wie Sardinen .

6 So oft wiederholen, bis die Lammmischung alle ist.

7 Topf mit Wasser füllen, bis fast die ganzen Blätter bedeckt sind und für 15 Minuten köcheln lassen.

8 Danach Wasser ausschütten und die Weinblätter für ein paar Minuten abkühlen lassen. Servieren und genießen!

SHAKSHOUKA

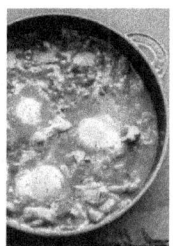

Zubereitungszeit 45 minuten

Zutaten

- 4 reife Tomaten oder 1 Glas Tomaten in eigenem Saft
- 100-150 ml Wasser
- 4 Eier
- 3 Paprikaschoten, in Streifen geschnitten
- 2 Knoblauchzehen
- 1 Chilischote, gehackt
- 1 mittelgroße Zwiebel
- 1 EL Honig
- 1/2 TL gemahlenen Kreuzkümmel
- 1 TL geräuchertes Paprikapulver
- 1 Lorbeerblatt

- 2 EL frisch gehackten Koriander
- 2 EL frisch gehackte Petersilie
- bei Wunsch Hackfleisch
- Salz, Pfeffer, Öl

Zubereitung
Öl auf der Bratpfanne auf mittlerer Hitze erhitzen und die kleingehackte Zwiebel darin glasig braten. Paprikastreifen, Chili, Knoblauch, Honig und Kräuter dazugeben, 10 Minuten andünsten. Tomaten in Stücke schneiden, mit Salz, Pfeffer und Wasser zur Gemüsemischung auf die Pfanne geben. Hitze reduzieren, noch 15 Minuten köcheln lassen, bis das Wasser etwas verdunstet ist und die Soße schön dick ist.

Das Lorbeerblatt rausnehmen und die Soße entweder in 4 ofenfesten Portionsschüsseln geben oder auf derselben Pfanne lassen. In die Soße 4 Mulden drücken. In jeder Mulde ein Ei schlagen. Eiweiß kann man mit der Soße mischen, aber Eigelb sollte heil bleiben. Entweder auf der Pfanne oder im Ofen garen, bis Ei stockt.

Falls Du dieses Gericht mit Fleisch zubereiten willst, dann kannst Du die gewünschte Menge Hackfleisch zusammen mit Paprika auf der Pfanne anbraten.

www.ingramcontent.com/pod-product-compliance
Lightning Source LLC
Chambersburg PA
CBHW071829080526
44589CB00012B/959